ALZHEIMER
al alcance de todos

Una invaluable contribución
para comprender todas
las formas de demencia

**Harry Cayton
Dr. Nori Graham
Dr. James Warner**

ALZHEIMER
al alcance de todos

Una invaluable contribución
para comprender todas
las formas de demencia

Harry Cayton
Dr. Nori Graham
Dr. James Warner

Grupo Editorial Tomo, S. A. de C. V.
Nicolás San Juan 1043
03100 México, D. F.

1a. edición, febrero 2001

© *Alzheimer's at your Fingertips*
© Harry Cayton, Nori Graham, James Warner 1997
Todos los derechos reservados.

Los derechos de Harry Cayton, Nori Graham y James Warner
como los autores de esta obra han sido establecidos de acuerdo
al Acta de derechos de autor, patentes y diseños
(Copyright, Designs and Patents Act, 1988)

©2001, Grupo Editorial Tomo S.A. de C.V.
Nicolás San Juan 1043, Col. Del Valle
03100 México, D.F.
Tels. 5575-6615, 5575-8701 y 5575-0186
Fax. 5575-6695
http://www.grupotomo.com.mx
ISBN: 970-666-342-8
Miembro de la Cámara Nacional
de la Industria Editorial No. 2961

Traducción: Luigi Freda
Diseño de portada: Emigdio Guevara
Diseño tipográfico: Sergio R. Rutiaga
Supervisor de producción: Leonardo Figueroa

Derechos Reservados Conforme a la ley.
Las características tipográficas y de edición de esta obra
son propiedad del editor. Se prohibe su reproducción
parcial o total sin autorización por escrito de la editorial.

Este libro se publicó conforme al contrato establecido
entre Class Publishing, Michael O'Mara Books Limited
y Grupo Editorial Tomo S.A. de C.V.

Impreso en México - Printed in Mexico

Prefacio

por el doctor JONATHAN MILLER
Presidente de la Sociedad para la
Enfermedad de Alzheimer

Pocas situaciones son más penosas que observar la progresiva desintegración mental de un pariente, compañero o amigo, conforme va a la deriva en manos de la enfermedad de Alzheimer. Esta enfermedad y las demás demencias pueden destruir el sentido de pasado y presente de la persona que tiene la enfermedad, y también pueden destrozar la vida de las personas que los cuidan.

La carga de los cuidadores es grande: física, mental y emocional. Pero todas las cargas se pueden compartir; la experiencia de otros cuidadores, el conocimiento de las demencias y saber dónde encontrar ayuda, hacen que la tarea de cuidarlos sea más sencilla.

Es aquí donde este libro hace una contribución invaluable para comprender todas las formas de demencia, es práctico, sensato y realista. Aborda muchas de las preguntas que quieres hacer y proporciona respuestas francas y prácticas. La estructura de *Alzheimer al alcance de todos* indica que puedes sumergirte en el tema como y cuando quieras, y encontrar la respuesta al problema que tengas en ese momento.

Entre los autores de este libro se encuentra una gran experiencia de cuidar a la gente con demencia y de ayudar a quienes los cuidan. Al compilar las preguntas que iban a contestar, se basaron en las ideas e intereses de quienes los cuidan. Como presidente de la Sociedad para la Enfermedad de Alzheimer, sé qué tan importante puede ser unir a los profesionales y a los miembros de la familia para compartir conocimientos y experiencias. Este libro será esencial para todas las personas que tienen que ver con el cuidado de personas con demencia y que aconsejan a sus familiares.

Reconocimientos

Para escribir este libro, hemos recurrido a nuestra experiencia y lecturas, y les damos las gracias a nuestros colegas por su consejo. En particular, las publicaciones de la Sociedad para la Enfermedad de Alzheimer han sido una fuente invaluable de información clara y exacta. Gran cantidad de colegas ha leído y comentado el texto conforme avanzábamos. Sin embargo, la responsabilidad por el contenido del libro es nuestra y sólo nuestra.

Agradecemos especialmente a las siguientes personas:

Doctor Martín Blanchard, Conferencista Principal en Psiquiatría de la Vejez, Consultor Honorario, Real Hospital Gratuito de la Escuela de Medicina.

Janice Brown, Encargada de Publicaciones, Sociedad para la Enfermedad de Alzheimer.

Ruth Finch y miembros de la rama Hammersmith de la Sociedad para la Enfermedad de Alzheimer.

Marjorie King por el apoyo secretarial.

Helen Krizka y miembros del grupo de apoyo de Camden, de la Sociedad para la Enfermedad de Alzheimer, por proporcionar muchas de las preguntas.

Steve Milton, Encargado de Información, Sociedad para la Enfermedad de Alzheimer.

Introducción

Si cuidas a una persona con demencia o si conoces a alguien que la tenga, este libro es para ti. La confusión, que es la principal característica de la demencia, no sólo afecta a la persona con la enfermedad, las personas que la cuidan, los miembros de la familia y los amigos, también están desconcertados y confusos por la conducta de la persona que conocen. A menudo, cuando se hace el diagnóstico por primera vez, no piensas en todas las preguntas que quisieras hacer, o puedes sentir que no estás listo para hacer esas preguntas. Pero, conforme pasa el tiempo, es probable que quieras saber tanto como sea posible sobre la demencia y cómo cuidar a una persona que la tenga. El conocimiento es la mejor forma de acabar con la nube de confusión y hacerte cargo de la situación.

Aunque este libro está escrito principalmente para familiares que cuidan a la persona, también es útil para cuidadores que trabajan en la comunidad y en asilos residenciales y de cuidados. Muchas de las preguntas que se contestan, en especial, sobre la comunicación, la conducta y los tratamientos, son las mismas, sin importar quién seas o dónde trabajes. Algunas personas a las que se ha diagnosticado demencia también pueden encontrar que algunas partes del libro les son útiles, quizás en especial, las que tratan sobre la demencia y sobre los arreglos legales y financieros. Conforme se logre diagnosticar antes, más personas con demencia querrán y serán capaces de planear su propio tratamiento y cuidados de acuerdo con su familia.

Este libro se llama *Alzheimer al alcance de todos*, pero aborda todas las demencias, no sólo la enfermedad de Alzheimer. La enfermedad de Alzheimer es el tipo más común de demencia y el público ha llegado a emplear el nombre como un término general para lo que antiguamente se conocía, en forma errónea, como demencia senil. En este libro, el término, enfermedad de Alzheimer, se emplea sólo para referirnos a esa forma particular de demencia. Sin embargo, la mayoría de las preguntas y respuestas serán relevantes para cualquiera que sea el tipo de demencia en la que estés interesado.

El libro contesta 262 preguntas. Todas ellas son preguntas reales que hacen cuidadores, amigos, miembros de la familia y personas con demencia. Hemos tratado de contestarlas con tanta claridad y exactitud como nos fuera posible. La investigación de la enfermedad de Alzheimer está avanzando con rapidez, se están presentando nuevos tratamientos con medicamentos y, por supuesto, la ley sobre seguridad social está sujeta a cambios, así que es posible que necesites verificar los detalles si empleas este libro algún tiempo después de que se publicó.

Es probable que no quieras leer este libro de un extremo al otro. Algunos capítulos serán pertinentes para ti en diferentes etapas de la enfermedad. La utilidad de algunas partes dependerá del tipo de demencia que te preocupa, de tus circunstancias financieras o de la relación que tengas con la persona que cuidas. Éste es un libro para consultar cuando sea necesario; esperamos que sea fácil comprenderlo. Cada pregunta es autónoma y se presentan referencias a otras siempre que nos pareció útil.

Los capítulos 1 y 2 de *Alzheimer al alcance de todos*, contestan las dudas sobre los diferentes tipos y causas de la demencia. Los capítulos 3 a 8 tienen la finalidad de ayudarte con los problemas prácticos de atender a alguien con demencia. En el capítulo 9 explicamos dónde puedes encontrar ayuda y en el 11, los arreglos financieros y legales que se pueden hacer para ayudarte. El capítulo 10 examina el cuidado en asilos residenciales y de cuidados. El capítulo 12 describe diferentes tipos de tratamiento, mientras que el capítulo final examina la investigación actual y futura.

Ningún libro sobre demencia será suficiente, hemos añadido una lista de lecturas de otras publicaciones, que esperamos te sean útiles. También se presenta un apéndice que incluye los nombres y direcciones de algunas organizaciones que te pueden ayudar.

No es fácil cuidar a alguien con demencia, pero, como esperamos que se comprenderá con este libro, se han superado muchas dificultades. Compartir los problemas y sentimientos con otros es, quizá, lo más importante que puedes hacer. Organizaciones como la Sociedad para la Enfermedad de Alzheimer, contienen información, ayuda práctica y apoyo emocional.

Ediciones futuras de *Alzheimer al alcance de todos* sólo pueden mejorarse si nos dejas saber si te gustaría añadir algo a cualquiera de nuestras respuestas o si piensas que podríamos ofrecer algún otro consejo útil. También nos gustaría saber si nos ha faltado incluir algunas preguntas importantes. Por favor, escribe a los autores a cargo de Class Publishing, Barb House, Barb Mews, London W6 7PA, UK.

1

¿Qué es la enfermedad de Alzheimer?

Introducción

La enfermedad de Alzheimer es la causa más común de demencia. Este capítulo te habla de la enfermedad de Alzheimer, lo que sabemos de sus causas, cómo daña al cerebro y sus efectos en las personas que la tienen. Aunque existen muchas similitudes entre diferentes tipos de demencia, es útil distinguir entre ellas y comprender las diferencias. Entre más sabemos de la enfermedad de Alzheimer, mejores cuidados podemos proporcionar.

Definición de la enfermedad de Alzheimer

1. ¿De dónde procede el nombre de la enfermedad de Alzheimer?

La enfermedad de Alzheimer recibe su nombre en honor al doctor Alois Alzheimer, neurólogo alemán (1864-1915), quién observó, en 1906, cambios en el tejido cerebral de una mujer que había muerto de lo que se pensaba era una enfermedad mental poco común. En la actualidad se sabe que esos cambios anormales del tejido cerebral son rasgos característicos de la enfermedad de Alzheimer.

2. A veces parece emplearse el término demencia en lugar de enfermedad de Alzheimer. ¿Existen dos nombres para lo mismo?

La demencia es un término que se emplea para describir varios trastornos del cerebro, todos los cuales producen una pérdida progresiva y grave de la memoria. La enfermedad de Alzheimer es el tipo más común de demencia, que representa, por sí misma, cerca del 50% de todos los casos (y se presenta junto a otra causa en otro 20% de los casos). La enfermedad de Alzheimer también causa ciertos cambios específicos en el tejido cerebral (ver la siguiente respuesta).

Las personas con enfermedad de Alzheimer (y las otras demencias), pierden gradualmente el sentido de tiempo y lugar. Un síntoma importante es que olvidan las cosas que acaban de decir o hacer, aunque su memoria de eventos del pasado puede permanecer clara por algún tiempo. Conforme la enfermedad avanza, la persona deja de darse cuenta de su situación, aunque todavía puede experimentar aflicción. Descubren que cada vez es más difícil llevar a cabo las tareas cotidianas más sencillas, como lavarse, comer y vestirse, sin supervisión, y después es imposible. Pueden llegar a dejar de comunicarse y ser incontinentes, a veces con graves problemas conductuales. Al final, la mayoría necesita cuidados las 24 horas. La enfermedad puede continuar por muchos años (típicamente entre 5 y 10 años) y no suele ser la causa de la muerte. Lo más común es que la persona tenga la enfermedad de Alzheimer por muchos años antes de morir por algo distinto, como una infección o un ataque de apoplejía.

3. ¿Es verdad que la única forma segura de saber si alguien tiene enfermedad de Alzheimer es llevar a cabo un examen postmortem del cerebro?

En la mayoría de los casos, un diagnóstico absoluto de la enfermedad de Alzheimer depende de encontrar cambios característicos en el tejido cerebral. Estos cambios sólo se pueden encontrar durante un examen postmortem. Extendido por todo el cerebro de personas que han muerto de enfermedad de Alzheimer, se encuentran depósitos o placas, formadas por una proteína anormal, llamada beta amiloidea. Otra anormalidad es la presencia de marañas de moléculas de proteínas globulares dentro de las células nerviosas del cerebro. Otras características, que también se encuentran en otras demencias, son el encogimiento del cerebro y la muerte extensa de células.

En casos poco comunes, en que la persona tiene un gen que se sabe causa una forma hereditaria de enfermedad de Alzheimer (ver la pregunta 7), una prueba para encontrar ese gen puede confirmar el diagnóstico.

Sin embargo, es común que en la práctica, el diagnóstico de la enfermedad de Alzheimer se realice basándose en identificar que la persona tiene alguna forma de demencia, y después descartar diversas condiciones semejantes a la enfermedad de Alzheimer que podrían ser la causa. (Ver en el Capítulo 3 más sobre el diagnóstico.)

4. ¿Cuál es la diferencia entre demencia senil y enfermedad de Alzheimer?

El término demencia senil se empleaba originalmente cuando una persona "perdía la memoria" a edad avanzada. Se creía que esta pérdida de memoria era parte del proceso normal de envejecimiento. Sin embargo, en la actualidad se estima que la mayor parte de las personas no tendrá demencia, incluso a una edad avanzada. De hecho, la mayor parte de lo que se solía llamar demencia senil es enfermedad de Alzheimer.

La enfermedad de Alzheimer es la misma enfermedad a cualquier edad en que ocurra. Sin embargo, en el pasado se hacía una distinción basándose en la edad. En el caso de personas mayores se describía como demencia senil, mientras que en personas más jóvenes se decía que tenían demencia presenil. En la actualidad, se considera, casi en forma general, que esta distinción es inútil y engañosa, y se desalienta la utilización de estos términos.

¿Quién tendrá la enfermedad de Alzheimer?

5. En la actualidad, parece que mucha gente está contrayendo la enfermedad de Alzheimer. ¿Qué tan común es? ¿Está aumentando?

La enfermedad de Alzheimer es poco común en personas jóvenes, pero es cada vez más frecuente al incrementarse la edad. Puede afectar a personas muy jóvenes, hasta de 30 años, pero es poco común. Hasta la edad de 65 años, la enfermedad de Alzheimer aparece en aproximadamente una persona de 1,000. En personas de más edad, la enfermedad se vuelve más común y afecta a cerca de tres personas de 100 en edades de más de 65 años. En personas de más de más de 80 años de edad, la cifra se eleva a entre 10 y 15 personas de 100.

El número de personas que en la actualidad tienen la enfermedad de Alzheimer en México se acerca a 115,000 y este número está aumentando. En México, existen cerca de 115,000 más con otro tipo de demencia. Este incremento se debe, en parte, a un diagnóstico más rápido, pero, principalmente, al hecho de que más gente vive más tiempo y llega a una edad en que aumenta el riesgo de contraer la enfermedad de Alzheimer.

6. ¿Es más común la enfermedad de Alzheimer en algunos grupos de personas que en otros?

Por lo que se sabe, la enfermedad de Alzheimer se presenta por igual en todos los grupos de la sociedad. No se sabe de ninguna relación con sexo, clase social, grupo étnico o ubicación geográfica. La enfermedad de Alzheimer es más común en los grupos de más edad y en personas con síndrome de Down (ver la pregunta 11).

7. ¿La enfermedad de Alzheimer circula entre los miembros de una familia?

A veces, la enfermedad de Alzheimer circula entre los miembros de una familia, pero es muy poco común. Se sabe que en algunos casos raros de la enfermedad, que suelen ocurrir en personas más jóvenes de lo usual, se transmiten en los genes de una generación a la siguiente (ver la siguiente respuesta y la pregunta 10). En estos casos, la probabilidad de que los miembros cercanos de la familia (hermanos e hijos) contraigan la enfermedad de Alzheimer es de una en dos.

La mayoría de los casos de enfermedad de Alzheimer no son del tipo que se transmite genéticamente. Si un miembro de la familia contrae la forma no genética de la enfermedad, el riesgo para los parientes cercanos es cerca de tres veces más elevado que el riesgo para una persona de edad similar que no tenga antecedentes familiares de la enfermedad. Se piensa que en esos casos, los genes de la persona pueden contribuir al desarrollo de la enfermedad, pero no la causan directamente.

8. ¿Cómo puedo saber si mi familia tiene la forma hereditaria de la enfermedad de Alzheimer? ¿Qué tan probable hace esto que contraiga la enfermedad?

La forma de la enfermedad de Alzheimer que se sabe con certeza que se transmite de una generación a la siguiente en los genes, es en extremo rara. Es muy improbable que tu familia la tenga, a menos que parientes cercanos la hayan contraído a una edad menor a 60 años. Esta forma de la enfermedad de Alzheimer aparece a una edad menor de lo usual, típicamente entre las edades de 35 y 60 años, y suele aparecer a una edad similar en la familia.

Si tu familia tiene esta forma hereditaria, corres riesgo sólo si tu madre o padre la contrajeron. Si uno de ellos la contrajo, tienes una probabilidad de uno en dos de tenerla. En esas circunstancias, se puede solicitar una prueba genética (pregunta 61) para confirmar si tienes o no el gen de esta enfermedad.

Causas de la enfermedad de Alzheimer

9. ¿Cuánto se sabe de las causas probables de la enfermedad de Alzheimer?

Ésta es un área importante de investigación en la actualidad, pero en este momento todavía es mucho lo que se debe descubrir sobre la causa de que la gente contraiga la enfermedad de Alzheimer.

Sabemos que es más común al aumentar la edad, pero no sabemos qué factores activan los cambios característicos que ocurren en el tejido cerebral de las personas que padecen esta enfermedad. Sabemos que esos cambios cerebrales se asocian al envejecimiento, pero también que no son parte del proceso normal de envejecimiento. En algunos casos, los cambios tienen lugar a una edad relativamente temprana.

Se piensa que los genes participan en el desarrollo de la mayoría de los casos. En casos poco comunes, son unos genes anormales los que realmente causan la enfermedad. Es mucho más común que se crea que los genes sólo contribuyen a la susceptibilidad de la persona a la enfermedad. Parece que, al menos en algunos casos, se necesitan factores del medio ambiente para activar la enfermedad.

Por supuesto que la enfermedad de Alzheimer no es infecciosa, ni la causa el exceso o la falta de uso del cerebro. Incluso a pesar de que la enfermedad a veces se nota por primera vez después de un periodo de tensión o de preocupación, no se cree que estas emociones puedan ser la verdadera causa de esta enfermedad; tampoco se cree que el trauma de una operación pueda activarla. A veces, se afirma que las deficiencias de la dieta u hormonales pueden contribuir a su inicio, pero la mayoría de los médicos no aceptan tales afirmaciones. De manera similar, no se aceptan ampliamente las afirmaciones de que el aluminio en la dieta puede ser una causa (ver la pregunta 12).

10. ¿Cómo causan los genes la enfermedad de Alzheimer?

La investigación sugiere que los genes asociados con la aparición de la enfermedad de Alzheimer podrían tener un efecto perjudicial en las sustancias químicas conocidas como neurotransmisores, los cuales permiten que se comuniquen mensajes entre las células nerviosas. Se sabe que existe deficiencia de un tipo de neurotransmisor, llamado acetilcolina, en esta enfermedad.

Otra forma en que podrían ejercer su efecto nocivo los genes anormales es mediante su influencia en el factor de crecimiento de los nervios. Se cree que los genes podrían interferir con la forma en que este factor fortalece el crecimiento de células nerviosas funcionales para compensar la muerte de otras células.

Recientemente, la investigación se ha concentrado en un gen que hace una proteína llamada apolipoproteína E (ApoE). Existen tres tipos de ApoE: E2, E3, E4. Todas las personas heredan un gen ApoE de cada uno de los padres. Parece que las personas que heredan un gen ApoE-E4, corren mayor riesgo de contraer la enfermedad de Alzheimer.

También se han identificado como causas de la rara forma hereditaria las anormalidades en otros tres genes, PS_1 (proteína precursora amiloidea presenilina, tipo 1), PS_2 y APP (proteína precursora amiloidea), pero el mecanismo no es claro.

11. ¿Por qué las personas con síndrome de Down contraen la enfermedad de Alzheimer?

Por lo general, las personas con síndrome de Down tienen un cromosoma 21 extra. Un gen del cromosoma 21 codifica la proteína precursora amiloidea (APP). En la enfermedad de Alzheimer se presenta un depósito anormal de amiloidea en el cerebro. Parece que el gen extra produce un exceso de amiloidea y, en consecuencia, casi todas las personas con este síndrome, de más de cuarenta años de edad, presentan los cambios característicos del cerebro de la enfermedad de Alzheimer.

12. ¿El aluminio causa la enfermedad de Alzheimer? ¿Es seguro emplear cacerolas de aluminio?

Éste es un tema controvertido, gran cantidad de hallazgos de la investigación han sugerido una posible relación entre el aluminio y esta enfermedad. Esos hallazgos son: la presencia de depósitos de aluminio en marañas y placas (ver la pregunta 3) en el cerebro de personas con esta enfermedad, y mayor frecuencia de demencia en personas con falla renal, cuyos cuerpos tienen una concentración más elevada de aluminio. Sin embargo, un estudio extenso de los cerebros de personas que habían muerto de la enfermedad de Alzheimer no encontró concentraciones de aluminio más elevadas de lo normal.

Algunos estudios han sugerido que corren mayor peligro las personas que viven en áreas con altas concentraciones de aluminio en el abastecimiento de agua. Sin embargo, esta evidencia no es concluyente. No se ha demostrado que la exposición al aluminio de otros orígenes, como beber té, emplear antitranspirantes e ingerir antiácidos, esté relacionada con la aparición de esta enfermedad.

Como sólo existe evidencia débil o circunstancial para relacionar el aluminio con la aparición de la enfermedad, parece haber poca justificación para no emplear utensilios de cocina de este metal.

13. ¿El mercurio de los empastes dentales puede causar la enfermedad de Alzheimer?

No se cree que sea posible, pero se espera más investigación. El mercurio ha demostrado ser tóxico para el sistema nervioso central, pero esto no demuestra que haya alguna relación con la enfermedad de Alzheimer. Tampoco existe una relación demostrada por investigación sin confirmar que sugiere que el cerebro de las personas con esta enfermedad podría contener más mercurio de lo normal.

14. ¿Es posible tomar precauciones para evitar fomentar la enfermedad?

Aún no se sabe suficiente sobre las causas de la enfermedad de Alzheimer (ver la pregunta 9) para que se recomiende alguna precaución.

Síntomas y signos

15. ¿En qué difieren los primeros síntomas de la enfermedad de Alzheimer de los olvidos normales?

Muchas personas de edad avanzada encuentran que su memoria no es tan buena como solía ser. Por ejemplo, tienen dificultades para recordar el nombre de la gente, lo que van a comprar o algo que van a hacer. Esto no significa que se esté desarrollando la enfermedad, una persona que es olvidadiza aún puede recordar detalles que se asocian a lo que ha olvidado. Por ejemplo, pueden olvidar brevemente el nombre de su vecino, pero aún saben que la persona de que están hablando es su vecino. Las personas con enfermedad de Alzheimer no sólo olvidan los detalles sino todo el contexto. También pueden tener otros problemas, como cambios en la conducta y pérdida de la habilidad para hacer las tareas diarias.

16. ¿Cuáles son los signos indicadores del inicio de la enfermedad de Alzheimer?, ¿a qué debería estar atento?

Uno de los cambios que aparece con frecuencia en las primeras etapas es que la persona parece distinta de lo normal, pero en formas que son difíciles de señalar. La persona parece menos capaz, menos comprometida y menos adaptable. Puedes darte cuenta de que pierden el interés en aficiones y pasatiempos. Pueden mostrar pérdida de la concentración, pueden ser incapaces de tomar decisiones y parecen evitar el asumir responsabilidades. También muestran algunas conductas extrañas, como prepararse para ir a trabajar muchos años después de que se han retirado. La persona puede exhibir extraños cambios de ánimo, como irritabilidad y suspicacia, que pueden deberse al darse cuenta de que algo está mal pero no saber con exactitud cuál es el problema. Todos estos cambios son difíciles de seleccionar al principio. Es más frecuente que se identifiquen cuando se mira hacia atrás y se trata de deducir cuáles fueron los primeros signos de la enfermedad.

17. ¿La enfermedad de Alzheimer es distinta de una persona a otra?

La enfermedad de Alzheimer afecta a la gente de manera distinta. Aunque suele seguir un patrón similar (una decadencia progresiva de la capacidad mental por un periodo de años), su impacto se altera por lo que la persona era a principio de cuentas. Puede ser importante la personalidad, la condición física y la situación social. Algunas personas se vuelven cada vez más desagradables y difíciles, mientras que otras se vuelven más amables y dóciles. Algunas personas con enfermedad de Alzheimer tienen algunos otros problemas de salud, mientras que otras tienen alguna invalidez, como artritis o sordera, que pueden hacer que el caso sea más difícil. Algunas personas tienen una situación social comparativamente cómoda, mientras que otras enfrentan problemas familiares o financieros.

18. ¿Cómo avanza la enfermedad de Alzheimer por lo general? ¿Siempre sigue el mismo curso?

Ninguna persona con esta enfermedad seguirá exactamente el mismo curso. La enfermedad avanzará más rápido en unas personas que en otras, y ninguna de ellas experimentará todos los síntomas y signos que se exponen a continuación. También es importante señalar que es típico que la enfermedad avance gradualmente y que no encaje exactamente en las tres etapas. Aun así, puede ser útil examinar los síntomas y signos típicos en el contexto de las tres etapas de desarrollo: temprana, intermedia y tardía. Estas etapas servirán como guía aproximada del avance más probable de la enfermedad y pueden ayudar a los cuidadores a darse cuenta de los problemas potenciales y a hacer planes para las necesidades futuras de cuidado.

Síntomas tempranos

A menudo, se pasa por alto la primera etapa de la enfermedad de Alzheimer, ya que profesionales, parientes y amigos la catalogan incorrectamente como "vejez" o como parte normal del proceso de envejecimiento. Como el inicio de la enfermedad es gradual, es difícil identificar con exactitud dónde empieza. La persona puede:

- exhibir dificultades con el lenguaje;
- experimentar pérdida significativa de la memoria, tener problemas en especial con la memoria de corto plazo;
- estar desorientado en relación con el tiempo;
- perderse en lugares familiares;
- exhibir dificultad para tomar decisiones;
- falta de iniciativa y motivación;
- exhibe signos de depresión y agresión;
- exhibe falta de interés en pasatiempos y actividades.

Síntomas intermedios

Conforme la enfermedad avanza, los problemas se vuelven más evidentes y restrictivos. La persona tiene dificultades con la vida cotidiana y:

- puede ser muy olvidadiza, en especial de eventos recientes y nombres de personas;
- ya no puede vivir sola sin problemas;
- es incapaz de cocinar, limpiar o hacer compras;
- puede llegar a ser en extremo dependiente;
- necesita ayuda con la higiene personal, incluyendo las idas al baño, bañarse y lavarse;
- necesita ayuda para vestirse;
- tiene mayores dificultades con el habla;
- vaga y a veces se pierde;
- exhibe diversas anormalidades de la conducta, como agresión sin que se le provoque o seguir al cuidador por toda la casa;
- puede experimentar alucinaciones.

Síntomas tardíos

Esta etapa es de dependencia e inactividad totales. Los trastornos de la memoria son muy graves y el lado físico de la enfermedad se vuelve más obvio. La persona puede:

- tener dificultad para comer;
- no reconocer parientes, amigos y objetos familiares;
- tener dificultad para comprender e interpretar sucesos;
- ser incapaz de reconocer las partes de su casa;
- tener dificultades para caminar;
- tener incontinencia general;
- mostrar conductas inapropiadas en público;
- estar confinado a una silla de ruedas o a la cama.

19. ¿Por qué mi esposa, que tiene demencia, puede recordar cosas que sucedieron hace años y no puede recordar lo que sucedió hace media hora?

Existen varios procesos relacionados que participan en la memoria. En primer lugar, se percibe una experiencia; entonces, se pone en una reserva de memoria de corto plazo y se retiene por un tiempo breve. Si la experiencia vuelve a ocurrir o es probable que sea importante, pasa a una reserva de memoria de largo plazo. Finalmente, para que se vuelva a capturar una memoria se debe recordar de una reserva de memoria.

Las personas con demencia pierden gradualmente la habilidad para introducir información nueva a su memoria. Afecta primero la memoria de eventos recientes. Las personas con demencia suelen recordar mejor sucesos de hace mucho tiempo.

20. Mi esposa ya no me reconoce. ¿Por qué sucede?

Ésta es una experiencia muy dolorosa que ocurre con frecuencia en la última etapa de la enfermedad de Alzheimer. La explicación probable es que aunque tu esposa puede ver tu cara, es incapaz de relacionarla con las memorias que tiene de ti y, por lo tanto, no te reconoce.

Perspectivas

21. Mi médico me dijo hace poco que mi esposa tiene enfermedad de Alzheimer. ¿Es forzoso que empeore?

Necesitarás estar preparado para un empeoramiento gradual de la condición de tu esposa con el paso de los años. Aunque puede no haber cambio aparente entre un mes y el siguiente, los cambios serán visibles de un año a otro. En general, la mayoría de las personas con esta enfermedad se vuelven muy olvidadizas y quedan incapacitadas en menos de cinco años, más o menos, después del diagnóstico.

Una forma de ayudar a tu esposa a vivir tan bien como sea posible conforme avanza la enfermedad, es asegurarte que recibe tratamiento rápido para cualquier otro problema médico, como depresión (ver la pregunta 231) o una infección. Los medicamentos nuevos (ver la pregunta 219) pueden reducir temporalmente el avance de la enfermedad en algunas personas.

Es útil para parientes y cuidadores saber del avance probable de la enfermedad de manera que sean conscientes de lo que va a suceder y puede ser útil para que se preparen y hagan planes para el futuro. Necesitarás considerar la posibilidad de cuidados diurnos (pregunta 174), cuidados de respiro (pregunta 176) y al final, cuidado residencial (ver el Capítulo 10). El médico, la enfermera geriátrica (pregunta 173) o un miembro de un grupo de autoayuda para cuidadores de la localidad (como un grupo de la Sociedad para la Enfermedad de Alzheimer) podrá darte más consejos.

2

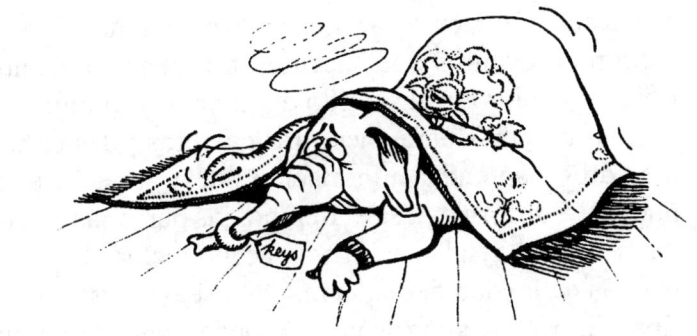

Otras demencias

Introducción

El término demencia abarca gran cantidad de enfermedades y trastornos distintos, con una gama de causas diferentes. El tipo más común de demencia es la enfermedad de Alzheimer (que se estudia en el Capítulo 1). Este capítulo proporciona información sobre otras demencias, como la demencia vascular (ver la pregunta 33), que es el segundo tipo más común, además de una amplia gama de tipos menos comunes.

Definición de demencia

22. ¿Qué es demencia?

Demencia es un término que se emplea para describir a un grupo de trastornos cerebrales distintos que se parecen entre ellos al causar una pérdida progresiva y grave de la memoria.

Las personas con demencia tienen problemas especiales con la memoria de corto plazo. Todo el tiempo olvidan cosas que acaban de decir o hacer, incluso a pesar de que a menudo recuerdan eventos que sucedieron muchos años atrás. Es típico que pierdan el sentido del tiempo y el lugar. Pueden tener problemas para encontrar palabras y les es cada vez más difícil aprender información nueva y realizar acciones nuevas. Conforme pasa el tiempo, las personas con demencia necesitan ayuda para llevar a cabo incluso las tareas más básicas de la vida diaria, como lavarse, vestirse y comer. Al final, las personas con demencia pueden dejar de comunicarse y ser incontinentes. A veces, se presentan problemas graves de conducta. Al final, la mayoría de las personas con demencia necesitan cuidados las veinticuatro horas. A menudo, las demencias continúan por muchos años, 5, 10 o incluso 20 años, y, por lo general, no son la causa real de la muerte.

23. Mi familia me dice que la abuela estuvo "senil" sus últimos años. ¿Esto significa que tenía demencia senil o pudo haber tenido enfermedad de Alzheimer?

Con mucha frecuencia, se emplea el término "senil" para describir a personas de edad avanzada que son débiles y tienen pensamientos confusos. Hablando con precisión, la palabra senil sólo significa viejo, pero la gente ha empleado la palabra como uso común para indicar la demencia senil (término que se está dejando de emplear).

Si la "senilidad" de tu abuela duró por meses o años antes de que muriera, es probable que tuviera alguna forma de demencia, quizás enfermedad de Alzheimer. Sin embargo, si los problemas mentales de la abuela aparecieron sólo en las últimas semanas o meses de su vida, es más probable que tuviera demencia, pero que la función cerebral estaba siendo afectada por una enfermedad en alguna otra parte del cuerpo, como el hígado, los riñones o el corazón.

24. ¿A que edad se describiría a alguien como que tiene demencia presenil en lugar de demencia senil?

Aunque estos términos aún aparecen a veces en los libros de texto, se están dejando de emplear y se desaprueba ampliamente su uso. En el pasado, la distinción se solía hacer a la edad de sesenta años. La demencia senil es sólo otro término para la demencia que aparece en personas de edad avanzada. La mayor parte de lo que se solía llamar demencia presenil y demencia senil es, de hecho, enfermedad de Alzheimer.

25. Me han dicho que mi vecina tiene algún tipo de demencia, pero que no tiene enfermedad de Alzheimer. ¿Cuántos tipos de demencia existen?

Demencia es un término que emplean los médicos para describir gran cantidad de enfermedades distintas. Todas estas enfermedades afectan el cerebro y causan una pérdida progresiva de la memoria que al final hace imposible que el paciente lleve a cabo incluso la tarea cotidiana más simple sin ayuda.

La enfermedad de Alzheimer (ver el Capítulo 1) es el tipo más común de demencia, que representa por sí misma, casi la mitad de todos los casos. Sin embargo, existe gran número de tipos distintos de demencia y parece que a tu vecina se le ha diagnosticado uno de ellos. Entre los otros tipos de demencia, todos son raros, con la excepción de la demencia vascular, que es el segundo tipo más común de demencia.

Los tipos distintos de demencia son:

- Demencia vascular (ver la pregunta 33), que se produce por daño cerebral causado por pequeños ataques de apoplejía;

- Enfermedad de Pick (ver la pregunta 34), en la que se producen sorprendentes cambios de conducta antes de que aparezcan los problemas de memoria;
- Enfermedad de Huntington (ver la pregunta 35), que a veces también se llama corea de Huntington, que se caracteriza por movimientos espasmódicos, además de demencia;
- Demencia relacionada con el SIDA (ver la pregunta 36);
- Demencia que a veces se presenta con la enfermedad de Parkinson (ver la pregunta 37);
- Enfermedad de cuerpos de Lewy (ver la pregunta 38), que algunas personas consideran como una variante de la enfermedad de Alzheimer o la de Parkinson;
- Enfermedad de Creutzfeld Jakob (ver la pregunta 39);
- Demencia por un tumor cerebral (ver la pregunta 40);
- Hidrocefalia con presión normal, debida a acumulación de fluido en el cerebro (ver la pregunta 41);
- Demencia por ingestión excesiva de alcohol durante un largo periodo (ver la pregunta 42);
- Demencias producidas por diversas causas tratables, como deficiencias de vitaminas (ver la pregunta 44), deficiencia de hormonas (ver la pregunta 43), y sífilis.

¿Quién contraerá demencia?

26. ¿Qué tan común es la demencia, y es más común en algunos grupos de personas que en otros?

Las posibilidades de contraer alguna forma de demencia aumentan con la edad, pero la demencia se presenta muy rara vez en personas de menos de 60 años de edad. A una edad de más de 65 años, la demencia afecta aproximadamente a seis personas en 100. Para personas de más de 80 años, el número aumenta a 20 en 100.

En general, la demencia parece afectar a todos los grupos de la sociedad por igual. No se sabe si está relacionada con el sexo, la clase social, el grupo étnico o la ubicación geográfica.

Causas de la demencia

27. ¿Cuáles son las causas de la demencia?

Los diferentes tipos de la demencia tienen diferentes causas posibles. En muchos casos, las causas no se comprenden por completo. Por ejemplo, en general, la demencia es mucho más común en personas de edad avanzada, pero el proceso de envejecimiento, como tal, no se considera la causa verdadera de demencia.

Se sabe que unos cuantos tipos de demencia, como la enfermedad de Pick (pregunta 34), la enfermedad de Huntington (pregunta 35) y casos raros de la enfermedad de Alzheimer (pregunta 7), son hereditarios, se transmiten de una generación a la siguiente en los genes. Se cree que otros tipos de demencia, como la mayoría de los casos de la enfermedad de Alzheimer (pregunta 10) y también la demencia vascular (pregunta 33), son causados por una combinación de factores genéticos y de otros tipos.

Algunos tipos de demencia se presentan como una característica de alguna otra enfermedad, como SIDA (pregunta 36), enfermedad de Parkinson (pregunta 37) y sífilis.

La conducta de una persona también puede aumentar el riesgo de demencia, incluso si no la causa directamente. Las personas que fuman, por ejemplo, corren mayor riesgo de demencia vascular y las personas cuya ingestión de alcohol es excesiva pueden padecer demencia alcohólica o síndrome de Korsakoff (pregunta 42).

28. ¿La tensión o la preocupación pueden causar demencia?

No existe evidencia que la tensión o la preocupación sean responsables de causar demencia. Sin embargo, la tensión o la preocupación pueden causar olvido y confusión, que a veces se pueden confundir con un inicio de demencia. También es verdad que el diagnóstico de demencia a veces sólo se hace después de que un periodo de tensión o preocupación ha hecho que la enfermedad sea más evidente, incluso aunque la enfermedad ha estado presente por algún tiempo. La ansiedad es un síntoma común de depresión en personas de edad avanzada y la presencia de depresión puede causar problemas graves de memoria, que se pueden confundir por demencia.

29. ¿Puede causar demencia el aluminio o el mercurio?

Algunas personas creen que el aluminio o el mercurio pueden causar demencia. Se está realizando investigación adicional, pero en el presente, los razonamientos no parecen convincentes. (Ver en las preguntas 12 y 13 más detalles.)

30. A mi marido le dijeron que tenía algún tipo de demencia y que debía dejar de fumar. ¿Fumar causa demencia?

No se cree que fumar sea una causa directa de demencia, pero puede contribuir a aterosclerosis (estrechamiento de las arterias), la cual a menudo causa ataques de apoplejía. Una forma de demencia, llamada demencia vascular (ver la pregunta 33), es causada por ataques de apoplejía, que causan daño cerebral al detener el suministro de sangre a áreas del cerebro.

No todos los médicos concuerdan en que dejar de fumar tendrá mucho efecto en el rumbo de la demencia vascular, una vez que la enfermedad es evidente. Sin embargo, se puede recomendar dejar de fumar por otras razones.

31. A mi padre, que tiene 72 años de edad, recientemente le hicieron una operación en el intestino. Antes de que se sometiera a la operación era un poco olvidadizo, pero ahora que ha regresado a la casa, está muy confundido. ¿Podría la operación causarle demencia?

Las operaciones en sí no causan demencia. Sin embargo, pueden causar confusión temporal o hacer que empeore una demencia preexistente, ya que sacar a la persona al hospital, los anestésicos e incluso los medicamentos analgésicos, pueden aumentar momentáneamente la confusión.

Si persiste la confusión de tu padre, es posible que ya tenía la demencia antes de la operación, y que ésta empeoró, lo cual sucede a veces después de que alguien ha recibido un anestésico. Después de recibirlo, las personas mayores son vulnerables a padecer ataques de apoplejía y es posible que tu padre haya tenido un pequeño ataque de apoplejía como consecuencia de la operación y que ésta sea la causa de la confusión.

Otra posible explicación de la confusión de tu padre es que haya adquirido una infección del pecho o del tracto urinario. Esta probabilidad es menor si la operación ya tiene algún tiempo. Sin embargo, comenta con su médico tus preocupaciones, ya que el tratamiento de una infección a veces puede producir una mejoría dramática.

32. ¿Las lesiones de cabeza pueden causar demencia?

Las personas que reciben lesiones graves o repetidas en la cabeza corren mayor riesgo de demencia. Sin embargo, la relación entre las lesiones de cabeza y la demencia no es directa. Es posible que una lesión de la cabeza active el proceso de la enfermedad en personas susceptibles. Las personas que han recibido lesiones graves en la cabeza por el boxeo, corren el riesgo de tener un tipo de demencia, que se conoce como demencia pugilística, similar a la enfermedad de Alzheimer.

Tipos de demencia

33. ¿Qué es la demencia vascular?

La demencia vascular (también llamada demencia por infartos múltiples) es un tipo de demencia causada por una serie de "mini ataques de apoplejía" (infartos). Es la segunda causa más común de demencia, después de la enfermedad de Alzheimer. Se calcula que la demencia vascular representa por sí misma uno de cada cinco casos de demencia, y que se presenta junto con la enfermedad de Alzheimer también en uno de cinco casos.

A menudo, los mini ataques de apoplejía que causan la demencia vascular son tan leves que no causan síntomas inmediatos, o pueden causar cierta confusión temporal. Sin embargo, cada ataque de apoplejía destruye una pequeña área de células del cerebro al cortar el suministro de sangre. Los ataques de apoplejía pueden presentarse por presión sanguínea alta, que puede causar que se rompan los vasos sanguíneos del cerebro, o por coágulos de sangre, que pueden causar obstrucciones en los vasos que suministran sangre al cerebro. Aunque el daño causado por un ataque individual puede ser leve, a menudo, el efecto acumulativo de gran cantidad de mini ataques es suficiente para causar demencia vascular. Este tipo de demencia también puede presentarse si un ataque pequeño de apoplejía afecta una parte crucial del cerebro.

Los síntomas predominantes de la demencia vascular, que comparte con otras demencias, son la pérdida de la memoria de corto plazo y el deterioro progresivo de otras habilidades. Sin embargo, en la demencia vascular, la pérdida de la memoria es típicamente mucho más variable que en la enfermedad de

Alzheimer. A menudo, también se presentan largos periodos en que la pérdida de la memoria no parece empeorar. Entonces, puede presentarse un episodio agudo de confusión, a menudo, en asociación con un nuevo mini ataque de apoplejía, seguido por una reducción de la memoria de la persona. Con frecuencia, los médicos describen la demencia vascular como un avance "por pasos".

Otros rasgos característicos de la demencia vascular son que las personas tienen, por lo general, un mayor grado de conciencia de su invalidez, que lo que sucede en la enfermedad de Alzheimer. También existe una conservación relativa de la personalidad en la demencia vascular y una mayor probabilidad de problemas de conducta impredecible.

34. Parece que mi madre tiene la enfermedad de Pick. ¿Qué es?, ¿qué tanto difiere de la enfermedad de Alzheimer?

La enfermedad de Pick es un tipo raro de demencia. Comparte varias similitudes con la enfermedad de Alzheimer, pero también difiere de esa enfermedad muchos aspectos importantes.

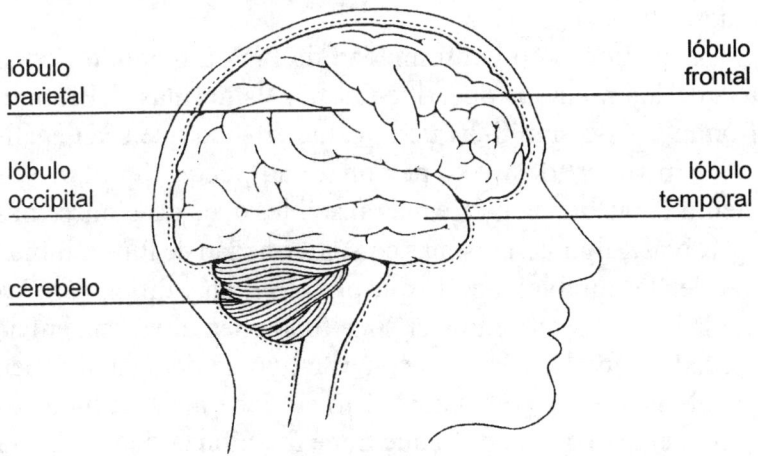

Figura 1: Ubicación de los lóbulos del cerebro

Es característico que la enfermedad de Pick aparezca a una edad menor que la enfermedad de Alzheimer, por lo general, entre las edades de 40 y 60 años. Se sabe que tiene una causa genética y que circula entre los miembros de una familia con más frecuencia que la enfermedad de Alzheimer, pero también puede suceder cuando no existen antecedentes familiares de esta forma de demencia.

La diferencia más importante entre la enfermedad de Pick y la de Alzheimer es que es característico que los cambios del tejido cerebral que suceden en la enfermedad de Pick afectan los lóbulos frontales del cerebro. La enfermedad de Pick causa un encogimiento pronunciado de estos lóbulos mientras deja relativamente sin afectar otras partes del cerebro. Como con la enfermedad de Alzheimer, para un diagnóstico preciso se necesita un examen postmortem. Sin embargo, en la práctica, a menudo se puede realizar el diagnóstico por los síntomas y signos de la persona. Si el médico sospecha de la enfermedad de Pick, a veces pedirá a un psicólogo que lleve a cabo pruebas específicas que pueden ayudar en el diagnóstico.

Las personas con enfermedad de Pick a menudo tienen lo que los médicos describen como "síntomas del lóbulo frontal". Esto significa que es característico que sean apáticos e introvertidos, y su personalidad puede cambiar. Por ejemplo, pueden volverse más apacibles o, en ocasiones, más agresivas. Algunas personas con enfermedad de Pick también pierden las inhibiciones, lo que puede ser muy difícil para los cuidadores. La otra característica fundamental de esta enfermedad es que las personas con este tipo de demencia tienen problemas para expresarse. Esto se debe a que a menudo afecta el área del cerebro que tiene relación con la creación del habla (el área de Broca en el lóbulo frontal izquierdo).

Las perspectivas para las personas con la enfermedad de Pick son similares a las de las personas con enfermedad de Alzheimer. Es característico que una disminución progresiva de las habilidades causará la muerte entre cinco y diez años después del diagnóstico.

35. Mi novio dice que no quiere formalizar conmigo porque existe enfermedad de Huntington en su familia. ¿Qué significa?

La enfermedad de Huntington, que a veces se conoce como corea de Huntington, es una forma relativamente rara de demencia, en la cual, el deterioro mental está acompañado por problemas para controlar los movimientos del cuerpo. La enfermedad de Huntington es una enfermedad hereditaria. Si la madre o el padre de tu novio tiene la enfermedad, existe una posibilidad en dos de que él (al igual que cualquiera de sus hermanos) también la tendrá.

Las personas que corren el riesgo de contraer la enfermedad de Huntington pueden recibir asesoría genética y después una prueba genética para averiguar si heredaron o no el gen anormal que les causaría la enfermedad. Sin embargo, es importante respetar los deseos de una persona si prefiere no averiguar esta información por adelantado.

Por lo general, la enfermedad de Huntington se nota cuando la persona tiene entre 30 y 50 años, aunque los síntomas pueden empezar antes. La enfermedad puede iniciarse con síntomas mentales o físicos. La pérdida progresiva de la memoria y la concentración, que causa demencia grave, puede presentarse junto a ansiedad, irritabilidad y depresión. Los problemas del movimiento que caracterizan a esta enfermedad son espasmos y crispamientos involuntarios de los músculos (que se conocen como corea).

No existe un tratamiento específico para la enfermedad de Huntington, pero a veces los medicamentos ayudan a la corea. Es característico que la enfermedad dure 10 a 25 años, causando invalidez grave y, al final, la muerte. Conforme progresa la enfermedad, es inevitable que se necesiten cuidados las 24 horas.

36. ¿Las personas con HIV llegan a tener demencia?

La mayoría de las personas con HIV (el virus que causa SIDA) no llegan a tener demencia. Sin embargo, existe la posibilidad de que alguien con HIV pueda tener problemas sutiles de memoria antes de presentar el SIDA.

Algunas personas que tienen SIDA presentan demencia grave, que a menudo se caracteriza por apatía. A esto a veces se le conoce como deterioro cognitivo relacionado con el SIDA. En ocasiones, la demencia que se presenta con el SIDA se debe al efecto directo del virus de HIV en el cerebro. En otros casos, la demencia se debe a infecciones o tumores en el cerebro que surgen por la reducción de la inmunidad.

37. Mi padre ha tenido la enfermedad de Parkinson por tres años y parece estarse volviendo muy olvidadizo. He sabido que puede acabar demente, ¿es cierto?

Es cierto que las personas con enfermedad de Parkinson corren un mayor riesgo de que aparezca la demencia. Se calcula que 15 a 20 por ciento de las personas con diagnóstico de enfermedad de Parkinson también tienen alguna forma de demencia. Se ha descubierto que algunas personas con esta enfermedad tienen un tipo de demencia que se conoce como enfermedad de cuerpos de Lewy (ver en la siguiente respuesta más información). Sin embargo, el hecho de que tu padre muestre signos de olvido no significa que sea forzoso que vaya a tener demencia.

Es posible que la memoria de tu padre esté funcionando a la perfección pero parezca tener un problema porque es más torpe. Incluso si tiene problemas de memoria, puede no deberse a demencia. Por ejemplo, a menudo se trata a las personas con enfermedad de Parkinson con medicamentos que pertenecen a un grupo que se conocen como anticolinérgicos (ver el Glosario). Estos medicamentos pueden mejorar la enfermedad de Parkinson, pero también en ocasiones empeoran la memoria. Además, a veces las personas con esta enfermedad se deprimen. La depresión es una causa común de mala memoria, lo que a veces se interpreta mal como demencia (ver en la pregunta 47 más información).

38. Pensé que mi marido tenía enfermedad de Alzheimer pero el especialista dice que es enfermedad de cuerpos de Lewy. ¿Cuáles son las diferencias? ¿El hecho de que mi marido tenga esta enfermedad afectará la forma en que lo cuido?

La enfermedad de cuerpos de Lewy es una forma de demencia similar a la enfermedad de Alzheimer. Recibe el nombre de las acumulaciones anormales de proteína, conocidas como cuerpos de Lewy, que aparecen en las células nerviosas del cerebro.

Es probable que tu marido tenga síntomas y signos similares a los de alguien con enfermedad de Parkinson, como estremecimientos, falta de seguridad al estar de pie y ser un poco torpe. También puede experimentar alucinaciones visuales (ver la pregunta 133). También es probable que la condición de tu marido varíe de un día a otro y que en algunos días tenga un breve episodio de estar muy confuso, que después se corrige. Este patrón es típico de la enfermedad de cuerpos de Lewy, pero es raro en la enfermedad de Alzheimer.

Con relación al cuidado, las necesidades de tu marido serán muy semejantes a si se hubiera encontrado que tenía enfermedad de Alzheimer, en lugar de la enfermedad de cuerpos de Lewy. La principal diferencia es que puedes encontrar que es más difícil predecir cómo se va a sentir cada día en comparación con alguien con enfermedad de Alzheimer.

Las personas con enfermedad de cuerpos de Lewy son muy sensibles a algunos tranquilizantes, que se conocen como medicamentos antisicóticos, o neurolépticos (ver la pregunta 228) y se debe evitar utilizarlos si es posible.

39. Mi esposa, que tiene 75 años de edad, comenzó a perder la memoria hace cerca de 10 años y hace cinco años le diagnosticaron enfermedad de Alzheimer. Ambos hemos comido mucha carne de res. ¿Es posible que tenga enfermedad de Creutzfeld Jakob en lugar de la enfermedad de Alzheimer?

Es muy poco probable que tu esposa tenga enfermedad de Creutzfeld Jakob. Esta enfermedad es un tipo extremadamente raro de demencia que afecta sólo a una en un millón de personas en el Reino Unido, mientras que la enfermedad de Alzheimer afecta a una en diez personas de la edad de tu esposa. Sin embargo, la principal razón para pensar que es poco probable que tu esposa tenga esta enfermedad es que ésta ya ha durado por varios años, por lo general, la enfermedad de Creutzfeld Jakob avanza muy rápido y con frecuencia es fatal en menos de un año.

Muchos de los primeros signos de enfermedad de Creutzfeld Jakob son similares a los de la enfermedad de Alzheimer, pero existen algunas diferencias. Las personas con esta enfermedad pueden ser bastante retraídas y olvidadizas, y pronto tienen problemas para encontrar las palabras correctas y tener una conversación. También caminan con inseguridad y con frecuencia tienen espasmos o movimientos vacilantes en brazos y piernas.

Durante los últimos años, se ha hecho mucha publicidad a la posible relación entre la enfermedad de Creutzfeld Jakob y la encefalopatía espongiforme bovina, una enfermedad similar que afecta a las vacas. Se sabe que la enfermedad de Creutzfeld Jakob, la encefalopatía espongiforme bovina y una enfermedad que se llama scrapie, en las ovejas, son causadas por un agente infeccioso poco común llamado prión. Se cree que unos cuantos casos de enfermedad de Creutzfeld Jakob que se han presentado recientemente en jóvenes pueden relacionarse con ingerir carne de vacas infectadas con encefalopatía espongiforme bovina. Sin embargo, esos jóvenes parecen haber contraído una forma nueva y distintiva de enfermedad de Creutzfeld Jakob. No se ha encontrado una relación entre ingerir carne de res y la forma más normal de la enfermedad, que es característico que aparezca al final de la edad madura.

40. ¿La demencia puede deberse a un tumor cerebral?

Los tumores cerebrales son una causa poco común de demencia. Un tipo de tumor cerebral de crecimiento lento, conocido como meningioma, a veces causa síntomas de demencia. La mayoría de los tumores cerebrales causan otros tipos de síntomas, como dolor de cabeza, pérdida de la función de las extremidades, trastornos visuales y pérdida del equilibrio. En algunos casos, extirpar el meningioma puede producir la recuperación de la demencia.

41. ¿El agua en el cerebro puede causar demencia?

Un tipo de demencia, que se conoce como hidrocefalia de presión normal no se debe a agua sino a un exceso de fluido cerebroespinal dentro del cráneo. Los primeros síntomas de este tipo de demencia son incontinencia al orinar y problemas al caminar. Si el médico sospecha de este tipo de demencia, puede ordenar un examen del cerebro para confirmar el diagnóstico. (Ver también la pregunta 233.)

42. ¿Beber demasiado alcohol puede causar demencia?

Parece que la gente que bebe demasiado alcohol corre el riesgo de tener problemas con la memoria. Algunas personas tienen un problema específico de pérdida de la memoria de corto plazo (ver la pregunta 19), que se conoce como síndrome de Korsakoff, que se presenta por deficiencia de vitamina B_1 (tiamina). Otras tienen una amplia gama de problemas que son similares a la enfermedad de Alzheimer. Es probable que beber cantidades moderadas de alcohol sea seguro.

43. ¿Las deficiencias hormonales pueden causar demencia?

La falta de actividad de la glándula tiroides puede producir una condición llamada hipotiroidismo, del que la demencia puede ser un síntoma. Es característico que las personas con hipotiroidismo aumenten de peso y tengan voz ronca, piel seca y cabello ralo. El hipotiroidismo se puede tratar con facilidad mediante hormona tiroides de reemplazo. Algunas otras deficiencias de hormonas son causas poco comunes de demencia.

44. ¿Las deficiencias de la alimentación pueden causar demencia? Mi esposa ha sido vegetariana por muchos años y en la actualidad tiene demencia. ¿Se puede culpar a su dieta?

Es verdad que las deficiencias de la dieta son una causa poco común de demencia. Por lo tanto, es muy poco probable que la demencia de tu esposa fuera causada por el vegetarianismo. Es mucho más probable que tu esposa tenga uno de los tipos más comunes de demencia, como la enfermedad de Alzheimer.

Las deficiencias de algunas vitaminas, como la B_{12} o la B_1 (tiamina), se han relacionado con casos raros de demencia. Estas vitaminas están presentes en una amplia variedad de alimentos y el cuerpo las puede almacenar por largos periodos. Es poco común que una persona tenga una deficiencia de cualquiera de esas vitaminas.

Las personas que beben cantidades excesivas de alcohol por un largo periodo, a veces tienen deficiencia de vitamina B_1, que causa síndrome de Korsakoff. Las personas con dieta vegetariana estricta, que excluye no solo la carne sino los huevos y la leche, pueden necesitar complementos de vitamina B_{12}.

Unas cuantas personas tienen deficiencia de vitamina B_{12} porque sus cuerpos no absorben esta vitamina en forma apropiada. Por lo general, se debe a una anemia perniciosa causada por un raro problema estomacal, que se conoce como deficiencia de factor intrínseco, o a una cirugía previa en el intestino.

Aunque la demencia causada por deficiencia de vitaminas es rara, es probable que el médico de tu esposa ya haya llevado a cabo una prueba de sangre para excluir esta probabilidad. En los casos en que se encuentra una deficiencia de vitamina B_{12}, el tratamiento normal es administrar la vitamina en inyecciones cada tres meses.

3

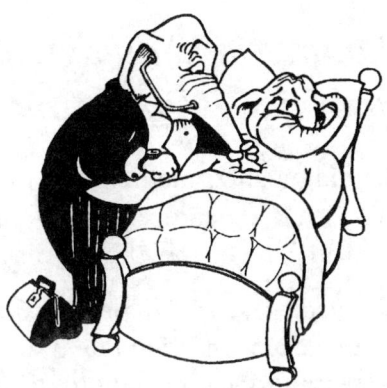

Diagnóstico

Introducción

Por lo general, la enfermedad de Alzheimer y otras demencias, se presentan con lentitud y la persona puede haber estado enferma por algún tiempo antes de que se piense en el diagnóstico; es importante que se haga éste. Si se diagnostica que alguien tiene enfermedad de Alzheimer u otra demencia, los cuidadores pueden planear mejor el futuro y estarán más preparados para lo que sucederá. Aunque no existe una prueba específica para la enfermedad de Alzheimer, diversas pruebas y análisis pueden ayudar a determinar si alguien tiene o no la enfermedad.

Este Capítulo explica algunas de las formas en que los médicos tratan de diagnosticar la enfermedad de Alzheimer y algunas de las pruebas y análisis que se han empleado.

La necesidad del diagnóstico, ¿por qué es importante?

El diagnóstico médico apropiado es necesario en cualquier caso en que aparezcan síntomas semejantes a la demencia y que no parecen mejorar. El diagnóstico es importante porque:

- puede descartar la probabilidad de que los síntomas tengan una causa más fácil de tratar y diferente;
- permite que los miembros de la familia, los amigos y, siempre que sea posible, los enfermos mismos, hagan planes para el futuro si se diagnostica enfermedad de Alzheimer u otra demencia;
- conduce al cuidado y tratamiento apropiados para una persona con enfermedad de Alzheimer u otra demencia.

45. No estoy seguro, pero creo que mi esposa puede estar en las primeras fases de la enfermedad de Alzheimer. He escuchado que no hay cura, así que, ¿es necesario que acuda a un médico?

Sin duda debes acudir a un médico tan pronto como sea posible si sospechas que tu esposa puede tener la enfermedad de Alzheimer. Existen varias razones importantes.

En primer lugar, tu esposa puede tener una enfermedad que parezca enfermedad de Alzheimer, pero que sea tratable. Los ejemplos pueden ser depresión (ver la pregunta 47), actividad deficiente de la glándula tiroides (ver la pregunta 43) o enfermedad de Parkinson (ver la pregunta 37). Las infecciones o el estreñimiento también pueden causar confusión temporal, lo mismo que algunos medicamentos, como los analgésicos fuertes, el tratamiento para la presión sanguínea o los tranquilizantes. El médico de tu esposa querrá examinarla y quizá llevar a cabo algunas pruebas de sangre antes de llegar a un diagnóstico de demencia.

Una segunda razón importante para que se haga el diagnóstico es que éste los ayudará a hacer planes para el futuro. Por ejemplo, si se descubre que tu esposa tiene la enfermedad de Alzheimer, debes considerar el organizar un poder notarial permanente (ver la pregunta 192) mientras ella es capaz de hacerlo. También querrás investigar los diversos tipos de ayuda que pueden obtenerse (ver el Capítulo 9). También puede ser necesario disuadir a tu esposa de manejar.

En tercer lugar, están apareciendo tratamientos con medicamentos que pueden ayudar a reducir los síntomas de confusión (ver la pregunta 219) y es más probable que sirvan de ayuda si se empiezan a emplear en una de las primeras etapas de la enfermedad.

46. ¿Existe alguna razón para señalar la diferencia entre la enfermedad de Alzheimer y la demencia vascular?

Puede ser difícil determinar si alguien tiene enfermedad de Alzheimer, demencia vascular (ver la pregunta 33) o una mezcla de ambas. Sin embargo, vale la pena tratar de señalar la diferencia ya que esto puede afectar la forma en que se le cuide mejor.

La enfermedad de Alzheimer y la demencia vascular representan por mucho la gran mayoría de los casos de demencia. (Se cree que cerca del 50 por ciento de los casos de demencia se deben sólo a la enfermedad de Alzheimer, 20 por ciento a demencia vascular sola, y 20 por ciento a ambas causas.) Si existen antecedentes de presión sanguínea alta, de ataques de apoplejía o una tomografía muestra evidencia de ataques de apoplejía en el cerebro, es probable que la persona tenga demencia vascular. Este tipo de demencia también se caracteriza por un avance más en etapas, en lugar de la decadencia más continua que es típica de la enfermedad de Alzheimer.

Si alguien tiene demencia vascular, el médico podría querer prescribir aspirina u otros medicamentos para adelgazar la sangre y tratar de impedir otros ataques de apoplejía. Si alguien tiene enfermedad de Alzheimer, en especial, si la enfermedad se encuentra en una de las primeras etapas, es posible que le ayude uno de los nuevos medicamentos de anticolinesterasa (ver la pregunta 219). En el futuro podrían estar disponibles otros tratamientos para el deterioro de la memoria.

47. Mi esposa, que tiene enfermedad de Alzheimer, parece estar muy retraída y ser cada vez más olvidadiza. ¿Se debe esto a la enfermedad o puede estar sufriendo de depresión? ¿Puede hacer algo el médico para ayudarla?

Cuando alguien tiene enfermedad de Alzheimer u otra demencia, es muy difícil decidir si también tiene depresión. Si estás preocupado por la posibilidad de la depresión, díselo a su médico.

La depresión en alguien con demencia puede ocurrir en forma independiente a la demencia o puede ser resultado de la demencia misma. Los cambios de humor, la ansiedad, el miedo y la perplejidad son, todas, emociones comprensibles en personas con demencia, en especial en las primeras etapas de la enfermedad, cuando todavía tienen cierta conciencia de sus capacidades declinantes. Alguien en la posición de tu esposa también será sensible al estado de ánimo de la gente que la rodea. Si existe tensión en el hogar, es probable que responda a ella, aunque no necesariamente en una forma clara o apropiada. Si las personas con demencia se deprimen, a menudo no pueden expresar sus sentimientos en palabras. Sin embargo, pueden volverse torpes y retraídos y parecer más confundidos y olvidadizos. También pueden perder el apetito, lo que causa pérdida de peso.

Por supuesto que es importante identificar la depresión en alguien con demencia, ya que tratar la depresión (ver la pregunta 231) puede ayudarlos a sentirse mejor y representar una contribución significativa a facultarlos para hacer el mejor uso de su habilidad mental declinante.

La búsqueda del diagnóstico

48. Mi marido ha estado teniendo signos perturbadores de pérdida de memoria, pero no quiere ver a un médico. ¿Puede aconsejarme qué hacer?

La aversión de alguien con problemas de memoria a buscar ayuda médica es común y comprensible. Tu marido no tiene idea de que algo esté mal, o, en forma alterna, puede tener miedo a que exista un problema pero confía en que "desaparecerá".

Si las dificultades han surgido de repente (en semanas más que en meses), buscar una opinión médica es un asunto urgente. Si la pérdida de memoria ha sido más gradual, la necesidad de que tu marido busque ayuda médica es ligeramente menos urgente. Si es posible de alguna manera, solicita la ayuda del médico general, es posible que él haya desarrollado una forma diplomática para superar este tipo de problema. Una posibilidad es que sugieras que ambos asistan a la oficina del médico para una revisión de salud de rutina.

Si por alguna razón, tu médico no puede ayudar, podrías hablar a la Sociedad de la Enfermedad de Alzheimer (ver el Apéndice 1) respecto a la posibilidad de ponerte en contacto directamente con el servicio psiquiátrico que se encarga de los problemas de las personas de edad avanzada en tu área.

No dejes de tratar de convencer a tu marido de ver a un médico, por lo general, la paciencia y la perseverancia producen resultados. El estado de ánimo y la disposición a aceptar la ayuda bien podría cambiar de día en día. Al final, podría aceptar para evitarte la preocupación.

Cuando logres ponerte de acuerdo con tu marido para ver al médico, prepárate. Aparta un tiempo con antelación para elaborar una lista escrita de los problemas y de cualquier pregunta que quieras que te conteste. Si estás presente cuando entrevisten a tu esposo, trata de no interrumpirlo o de darle sugerencias. Es importante que el médico pueda hacer su propia valoración de la condición de tu marido. Sin embargo, asegúrate de que también tengas tiempo para hablar con el médico sin interrupciones.

49. Estoy segura de que mi marido está al principio de la enfermedad de Alzheimer. Pero cada vez que lo llevo con nuestro médico general lo engaña y lo convence de que está bien. ¡El médico me ha prescrito tranquilizantes! ¿Qué puedo hacer?

Si en realidad estás preocupada, debes buscar ayuda adicional. A veces, es difícil diagnosticar la enfermedad de Alzheimer en sus primeras etapas.

Es posible que tengas razón y tu marido tiene esta enfermedad. A veces, las personas pueden ser muy convincentes en las primeras etapas de la enfermedad, y es posible que despistara al médico. Por otro lado, también es posible que tu marido no tenga la enfermedad de Alzheimer. Muchas personas se vuelven más olvidadizas conforme envejecen, sin que esto signifique que tengan enfermedad de Alzheimer o que esto avance mucho.

De nuevo, antes de visitar al médico, es posible que valga la pena llevar un diario de los síntomas de tu marido. Casi todos olvidamos decir algo importante cuando nos encontramos con el médico, así que escribirlo primero, para que lo leas tú o mostrárselo al médico, puede ser muy útil. Si el médico general tiene otros colegas en su práctica, puedes tratar de hablar con ellos. También podrías pedir que mande a tu marido con un especialista para tener una segunda opinión.

Si sientes que la relación con el médico se ha roto irreparablemente, tienes derecho a acudir a otra clínica.

50. Mi padre tiene setenta años de edad y es evidente que tiene problemas con la memoria. Es presidente de una junta directiva y no se da cuenta de que tiene un problema. Me preocupa que se ponga en ridículo. ¿Qué puedo hacer?

Ésta es una situación muy difícil. Necesitas determinar primero qué tan grave es el problema de la memoria. ¿Es que tu padre sólo tiene problemas para recordar nombres o exhibe muchas más conductas inapropiadas? Si su conducta es inapropiada, ¿se debe a su problema de memoria o está relacionada con su estado de ánimo? A veces, la depresión puede causar síntomas similares a los de la demencia. En cualquier caso, quizá debas tratar de persuadir a tu padre para que vea a su médico. Si no es posible, porque no encuentre una razón para ir, podría ser útil que hables tú con su médico.

Si tu padre no se da cuenta de que tiene un problema, puedes sentir la necesidad de hablar con alguien en su trabajo. Es obvio que será más sencillo si conoces personalmente a cualquiera de sus colegas. Sin embargo, antes de dar este drástico paso, que puede causar la destitución de la junta, debes preguntarte qué tanta importancia tiene. Puede ser razonable esperar hasta que uno de sus colegas note las dificultades de tu padre y se dirija a ti o al médico de tu padre. Por otro lado, si el trabajo de tu padre es de mucha responsabilidad y afecta la vida de otras personas, es posible que tengas que tomar la iniciativa y hablar con uno de sus colegas lo más pronto posible.

El proceso del diagnóstico

51. ¿Cuál es la forma común de diagnosticar la enfermedad de Alzheimer?

Por lo general, el diagnóstico de la enfermedad de Alzheimer se realiza basándose en los síntomas de un paciente y sus habilidades mentales. Para obtener tanta información como sea posible, el médico llevará a cabo un proceso que se conoce como "hablar de historia", durante el cual habla con el paciente y quizá también con alguien más que conozca bien a éste, como un miembro de la familia o un amigo. También puede realizarse una valoración más formal de la condición y necesidades físicas mentales del paciente (ver la pregunta 162).

A menudo, es difícil hacer un diagnóstico concluyente de la enfermedad de Alzheimer. Diversas enfermedades más, como depresión (ver la pregunta 47), problemas de tiroides (pregunta 43), deficiencias de vitaminas (pregunta 48) o enfermedad de Parkinson (pregunta 37), pueden causar síntomas similares. Un examen físico completo y diversas pruebas, como pruebas de sangre (ver la pregunta 59) y quizás una tomografía de cerebro (ver la pregunta 62), pueden descartar algunas de las demás posibilidades. Si las pruebas no muestran alguna otra razón para los síntomas de la persona, es frecuente que el médico haga un diagnóstico de enfermedad de Alzheimer. A veces, el diagnóstico se realiza sólo después de observar cómo se desarrolla la condición del paciente durante un periodo de varios meses.

52. ¿Existe una prueba rápida para la enfermedad de Alzheimer? Creo haber leído algo al respecto en una revista.

No existe una prueba directa, sencilla y simple. Se han presentado algunos informes de prensa sobre pruebas rápidas, pero no se puede obtener una prueba así en la actualidad.

Pruebas de diversos tipos, como las pruebas sanguíneas (ver la pregunta 59) y las tomografías de cerebro (ver la pregunta 62), pueden ayudar a los médicos a descartar otras posibles causas de síntomas similares a los de la enfermedad de Alzheimer. En casos raros, una prueba genética (ver la pregunta 61) ayudará a confirmar el diagnóstico.

Para hacer un diagnóstico totalmente seguro de la enfermedad de Alzheimer, por lo general, se necesita un examen postmórtem (ver la pregunta 3). Sin embargo, en la práctica, este tipo de examen rara vez se lleva a cabo.

53. Voy a ver al médico porque creo que mi madre puede tener enfermedad de Alzheimer porque es muy olvidadiza. ¿Qué tipo de cosas querrá saber el médico?

El médico querrá saber tanto como sea posible sobre el problema de tu madre. Puede serte útil escribir una notas antes de la cita. Trata de recordar cuándo notaste por primera vez la falta de memoria de tu madre. También piensa en la forma en que ha progresado. ¿El problema se presentó de repente o se ha desarrollado por un tiempo?

A menos que el médico conozca muy bien a tu madre, querrá preguntarte algunos detalles sobre la vida de tu madre. Por ejemplo, el tipo de trabajo que hace o hacía, el tipo de persona que es y qué le gusta hacer. El médico también puede querer preguntarte sobre aspectos de los antecedentes médicos de tu madre, como información de las enfermedades y operaciones del pasado y si alguien en la familia ha tenido enfermedad de Alzheimer.

54. El médico general no pudo determinar si mi esposa tenía enfermedad de Alzheimer y está haciendo arreglos para que vea a un especialista. ¿Qué va a suceder?

El procedimiento exacto para acudir a un especialista en un posible caso de enfermedad de Alzheimer varía, dependiendo del médico general y de qué consultor se aborde. Todos los consultores querrán preguntar los síntomas del paciente, además de las preguntas que ya hizo el médico general.

Muchos consultores creen que es mejor hacer una primera valoración en la casa del paciente. El médico general te avisará si va a ser así en el caso de tu esposa. Un consultor que visita a un paciente en su casa podrá obtener pistas adicionales sobre la condición del paciente y podrá valorar lo bien o mal que se las arregla en su casa.

Otros consultores prefieren ver a los pacientes, con un miembro de la familia o amigo, en un hospital o clínica. Te enviarán los detalles de la cita con tu esposa a su debido tiempo si no los has recibido aún. Las ventajas de este enfoque son que puede ser más sencillo llevar a cabo un examen completo del paciente, que se pueden realizar diversos análisis y pruebas en el mismo día y que se encuentran cerca diversos profesionales para ayudar a la valoración.

Si se descubre que tu esposa tiene enfermedad de Alzheimer o alguna de las otras demencias, una valoración completa debe extenderse más allá de los asuntos puramente médicos. Por ejemplo, puede abarcar lo bien que hace frente a la situación del hogar, las circunstancias financieras y si se empleará el Servicio Social. Una valoración médica es parte de la "valoración" (ver la pregunta 162) que determina el tipo de cuidado comunitario que puede obtenerse (ver el Capítulo 9: Encontrar ayuda).

55. Fuimos con el médico porque mi marido se está volviendo muy olvidadizo. En este momento tenemos una cita para una clínica de la memoria. ¿Qué es esto?

Las varias clínicas de la memoria funcionan de diferentes maneras. Las personas que trabajan en ellas son médicos, enfermeras, psicólogos, terapeutas ocupacionales y trabajadores sociales, así que es difícil generalizar sobre la forma en que trabajan. Sin embargo, si asistes a una clínica de la memoria, puedes esperar que un médico de la clínica quiera escuchar una explicación de la enfermedad, de parte de tu marido y también de ti. Un psicólogo puede llevar a cabo una prueba especial para la memoria (ver más adelante). Un terapeuta ocupacional puede valorar las habilidades de tu marido para manejarse en su casa. Los trabajadores sociales podrán aconsejarte cómo enfrentar algunas de las implicaciones de un diagnóstico de enfermedad de Alzheimer.

A veces, las clínicas de la memoria son dirigidas por médicos que están haciendo pruebas con medicamentos que podrían impedir más problemas de memoria. Vale la pena recordar que a menudo las personas con problemas de memoria necesitan una amplia variedad de valoraciones y que necesitan estar en contacto con el Servicio Social. Por lo tanto, si se envía a tu marido a una clínica de la memoria que está a cierta distancia, es importante que tanto tú como tu esposo no se alejen de los servicios locales. Debes discutir esto con el médico general de tu marido y con el Servicio Social.

56. Cuando el médico me dijo que mi esposa tenía enfermedad de Alzheimer, me sobresalté tanto que no entendí todo lo que dijo. ¿Qué debo hacer?

Esto es muy común; no te avergüences de hacer una cita para hablar con el médico de nuevo. Es importante que conversen sobre tus necesidades, el tipo de ayuda disponible y sobre lo que puedes esperar en el futuro. También es importante que trates de asegurar que haya algún tipo de seguimiento para ti y para tu esposa, ya que es inevitable que la situación cambie con el paso del tiempo.

Pruebas de memoria

57. Un psiquiatra visitó a mi esposa y unas semanas más adelante la visitó una enfermera geriátrica. Creo que ambos le hicieron una prueba que se llama Examen del Estado Mental. ¿Qué es y por qué la hacen si parece perturbar a mi esposa?

El Mini Examen del Estado Mental es una de diversas pruebas de clasificación para la demencia. Se necesitan cerca de cinco o seis minutos para administrarla y se le cuestiona a la persona un conjunto de preguntas para probar su memoria, orientación con relación al tiempo y al lugar, su comprensión y habilidad para hablar. A la persona que hace la prueba se le pide que escriba una oración y que copie un dibujo.

Es común que el Mini Examen del Estado Mental lo empleen profesionales que se encargan de personas con demencia. No es una prueba diagnóstica, ya que la información que proporciona no es suficiente para permitir un diagnóstico de enfermedad de Alzheimer o de otra demencia. La persona puede tener pocos aciertos por diferentes razones. Sin embargo, la prueba puede ser útil para controlar la habilidad mental de la persona en las primeras etapas de la demencia. En ocasiones, la persona se perturba cuando le hacen preguntas aparentemente sencillas que no puede contestar o que entiende mal. Si esto sucede, podría ser mejor dejar de preguntar y continuar la prueba después.

58. Mi compañero tiene que ver a un psicólogo la próxima semana para que le hagan algún tipo de prueba de la memoria. ¿Puedes explicarme por qué necesita ir y de qué se trata?

Hacer un diagnóstico de demencia puede ser muy difícil, en especial, cuando la enfermedad se encuentra en las primeras etapas. Lo que es más, algunas personas pueden quejarse de mala memoria que no es obvia cuando el médico las ve por primera vez. Es en este tipo de circunstancias que un médico puede decidir enviar al paciente con un psicólogo clínico o con otro médico, con el fin de que se haga un conjunto más extenso de pruebas para la memoria.

Dos de las pruebas que se usan con frecuencia se conocen como la Escala Wechsler de Inteligencia de Adultos y la Prueba Cognitiva Cambridge. Ambas pruebas se dividen en gran cantidad de secciones diferentes y examinan diversos aspectos, como la habilidad para aprender algo nuevo y la habilidad para comprender la aritmética y el vocabulario. Por lo general, estas pruebas también incluyen una valoración de la destreza física, como hacer dibujos o copias.

Es importante recordar que estas pruebas solas no pueden producir un diagnóstico de demencia. La calificación de tu compañero se comparará con lo que se esperaría de una persona de la misma edad y antecedentes, y aún entonces, estas pruebas no pueden proporcionar más que una indicación de que existe un problema.

Pruebas de sangre

59. Recientemente, el médico le hizo varias pruebas de sangre a mi esposa, pero no me dijo para qué eran. ¿Existe una prueba de sangre para la enfermedad de Alzheimer?

No se puede diagnosticar la mayoría de los casos de enfermedad de Alzheimer con una prueba de sangre. Sin embargo, es probable que a cualquier persona con síntomas que podrían deberse a demencia, se le hagan varias pruebas de sangre para confirmar que los síntomas no tienen una causa tratable.

Por lo general, las pruebas de sangre incluyen una verificación de la función del riñón y el hígado, la actividad de la glándula tiroides y los niveles de vitaminas en la sangre. A veces, el médico puede buscar la presencia de sífilis o del virus HIV. La prueba genética (ver la pregunta 61) para los raros casos hereditarios de enfermedad de Alzheimer (ver la pregunta 7) es una prueba de sangre.

No temas preguntar al médico respecto a cualquier prueba que le lleve a cabo a tu esposa.

60. Mi pareja, un hombre de cuarenta años de edad, se está volviendo muy olvidadizo. Su médico quiere que se haga una prueba de HIV. Estoy segura de que mi compañero me ha sido fiel y que no tiene HIV. ¿Es en verdad necesaria la prueba?

Cualquier tipo de demencia a la edad de 40 años es poco común y se necesita investigar a fondo. La infección con HIV (virus de inmunodeficiencia humana) es una posible causa de demencia en las personas jóvenes. Este virus, que se asocia con el SIDA (síndrome de inmunodeficiencia adquirida), puede entrar al cerebro y causar problemas por sí mismo o puede producir otros trastornos que afectan al cerebro, como infecciones por hongos. Algunas personas con infección de HIV o SIDA contraen una forma de demencia.

Algunos médicos recomendarán una prueba de HIV sólo si piensan que un paciente corre mayor riesgo de una infección de HIV, por ejemplo, un homosexual, alguien que comparte agujas cuando se inyecta drogas o alguien que ha recibido sangre o productos sanguíneos en el extranjero. Otros médicos recomendarán la prueba de HIV tan solo para asegurarse de que han considerado toda posible causa de demencia, en especial, en una persona joven como tu compañero. Todas las personas que consideran hacerse una prueba de HIV deberían recibir primero asesoría.

Si se lleva a cabo una prueba de HIV y resulta ser positiva, significa que se puede administrar el tratamiento adecuado sin retraso. Se pueden recetar medicamentos para retrasar el avance del SIDA. Además, saber que alguien es HIV positivo permite a los médicos vigilar otras condiciones que se asocian con el SIDA, como las infecciones por hongos, y tratarlas pronto.

También es útil para los médicos saber que un paciente joven con demencia es HIV negativo. Después de descartar el HIV como posible causa de la demencia, pueden realizar investigaciones más amplias para encontrar la causa real.

Prueba genética

61. Mi abuela, mi padre y un tío contrajeron la enfermedad de Alzheimer aproximadamente a la edad de cincuenta años. Parece que nuestra familia podría tener una rara forma hereditaria de la enfermedad. Me han ofrecido hacerme una prueba genética, pero no sé si hacérmela. ¿Cuáles son las ventajas y las desventajas?

Ésta es una pregunta compleja y es mejor hablar a fondo del asunto con un consejero entrenado y un médico que se especializa en enfermedades genéticas. No te apresures a decidir.

Si te haces la prueba, que es una simple prueba de sangre, mostrará si portas o no el gen que ha causado la enfermedad de Alzheimer en tu familia. Como tu padre tiene el gen, tienes una posibilidad en dos de haberlo heredado. Si tienes el gen, casi con seguridad tendrás la enfermedad más o menos la misma edad que los demás miembros de tu familia. Si no tienes el gen, es muy improbable.

Las desventajas de la prueba son que si muestra que tienes el gen, puedes tener dificultades para obtener un seguro de vida, hipotecas o incluso un trabajo si manifiestas que tienes este gen. También puedes encontrar difícil hacer frente al conocimiento de que vas a tener una enfermedad para la que no existe cura. Por otro lado, puedes preferir saber qué esperar, de manera que puedas planear tu vida de acuerdo al resultado. También puedes estar dudando en tener hijos y querrás saber si existe la posibilidad de que les pases el gen.

Tomografías de cerebro

62. Mi doctor diagnosticó enfermedad de Alzheimer a mi madre, pero no ha hecho una tomografía cerebral. ¿No es necesaria en todos los casos?

No, de hecho, el tipo común de tomografía cerebral (una tomografía axial computarizada, ver la pregunta 64) tiene un uso limitado para diagnosticar la enfermedad de Alzheimer y para la mayoría de las demás demencias. Todo lo que exhibiría la tomografía cerebral es algún encogimiento del cerebro, pero esto puede suceder en personas que no tienen demencia.

Las principales razones para hacer una tomografía de cerebro son si los síntomas de un paciente no son típicos o si el médico sospecha de un tumor cerebral. Este último (ver la pregunta 40) es una causa muy poco común de demencia y es probable que se sugiera este diagnóstico por otros síntomas y resultados cuando el médico examina al paciente. La tomografía cerebral también puede señalar si alguien sufre de demencia vascular (ver la pregunta 33) más que enfermedad de Alzheimer pero, de nuevo, esta información es a menudo evidente en el historial médico de la persona.

63. ¿Cuál es la diferencia entre una tomografía CT y una tomografía CAT?

No existe diferencia. Estos términos son abreviaturas en inglés de Tomografía Axial Computarizada. (Ver en la siguiente respuesta los detalles.)

64. Van a hacer una tomografía CT del cerebro a mi esposa. ¿Qué van a hacer?

Una tomografía CT es una forma de tomar fotografías del cerebro empleando rayos X y una computadora. El resultado es una serie de imágenes generadas por computadora que muestran rebanadas del cerebro. La tomografía de cerebro es útil para diagnosticar ataques de apoplejía y tumores. También muestran cambios, como adelgazamiento del tejido cerebral, que se presenta en personas con enfermedad de Alzheimer. La tomografía también puede ayudar al médico a distinguir entre demencia vascular (ver la pregunta 33) y enfermedad de Alzheimer.

La tomografía se lleva a cabo, normalmente, en un paciente externo, y requiere entre 15 y 30 minutos. Algunas personas encuentran algo perturbador el procedimiento y pueden no ser capaces de mantenerse inmóviles el tiempo necesario. Si se considera que es absolutamente necesaria la tomografía para alguien que puede mostrarse agitado, se le puede administrar un sedante ligero. Se puede administrar una inyección, que contiene una tintura inofensiva, para ayudar a mostrar el cerebro con más claridad.

El tomógrafo parece un poco una máquina lavadora muy grande de carga frontal. Puede encontrarse en una habitación con mucho equipo y puede parecer intimidante al principio. Le pedirán a tu esposa que se recueste en una cama estrecha con la cabeza cerca de la entrada del tomógrafo. Un radiógrafo llevará a cabo la tomografía, el cual manejará los controles desde un cuarto contiguo y observará a tu esposa a través de una gran ventana. La cama en que se recostará tu esposa se introducirá en el tomógrafo y se tomará una serie de rayos X. Se produce un poco de ruido.

Al final, se producirán una serie de cerca de 20 imágenes que muestran el cerebro de tu esposa desde la parte superior a la inferior. Si se administró un sedante a tu esposa, tendrás que esperar a que los efectos se disipen. De otra manera, podrás ir a casa de inmediato, después de la tomografía. El radiógrafo no podrá darte ningún resultado. Se necesitarán unos cuantos días porque las películas de la tomografía se necesitan examinar con cuidado.

65. ¿Qué es una tomografía MRI? ¿Es mejor que la tomografía CT?

MRI son las siglas en inglés de Imágenes por Resonancia Magnética. Como en la tomografía CT, la tomografía MRI emplea una computadora para crear imágenes de rebanadas del cerebro. A diferencia de la tomografía CT, la tomografía MRI no emplea rayos X para obtener la imagen. En lugar de eso, utiliza señales de radio que el cuerpo produce en respuesta a los efectos de un magneto muy fuerte que se encuentra dentro de la tomografía.

La tomografía MRI muestra más detalle que la tomografía CT, pero se requiere más tiempo para hacerlas y son mucho más costosas. A veces, un médico pedirá una tomografía MRI si la tomografía CT no muestra suficiente información.

Como en la tomografía CT, la tomografía MRI parece una gran máquina lavadora: el hoyo de en medio es la entrada al tomógrafo. La tomografía MRI es muy ruidosa y puede necesitarse hasta una hora para terminar. Es esencial que la persona se mantenga muy quieta durante ese periodo y esto puede causar alguna incomodidad.

66. Llevé a mi pareja a ver a un especialista y éste ordenó una tomografía SPECT. ¿Qué es?

SPECT son las siglas en inglés de Tomografía Computarizada de Emisión de Fotones Individuales. Este tipo de tomografía, a diferencia de la tomografía computarizada o la resonancia magnética, examina el flujo de sangre en el cerebro en lugar de la estructura. La investigación sugiere que la información que proporciona la tomografía SPECT puede ayudar a confirmar el diagnóstico de demencia en algunos casos.

La tomografía SPECT es muy simple. A la persona se le administra primero una inyección de una sustancia radiactiva muy ligera que es totalmente segura. Esta sustancia (un radionucleido) viaja en la sangre al cerebro. Entonces, la persona se sienta inmóvil mientras que el tomógrafo, que parece una secadora de cabello rotatoria, toma fotografías del cerebro. El resultado es una serie de fotografías generadas por computadora de rebanadas del cerebro. Esas rebanadas son como un mapa. Muestran variaciones en la cantidad de radionucleido que absorbe el cerebro. Esto a su vez muestra qué tan bien fluye la sangre en diferentes áreas del cerebro.

Cómo hablar del diagnóstico

67. Acaban de diagnosticar enfermedad de Alzheimer a mi esposa pero aún no lo sabe. ¿Debo decírselo, y de ser así, cómo?

En general, la investigación sugiere que la mayoría de las personas prefiere que se le diga lo que está mal. También existe una creencia cada vez más común de que toda la gente, incluyendo la que tiene demencia, tiene derecho a saber su diagnóstico, sin importar cuál sea. Ya sea que estés o no de acuerdo con esto o que tu esposa se vaya a beneficiar de que se le diga su diagnóstico, puede depender de las circunstancias individuales. Quizá conozcas mejor a tu esposa que todos los demás, lo que puede ayudarte a decidir cómo es probable que responda a la información. Además, si tu esposa ya está muy confundida, no puede ser útil decírselo. Por otro lado, puedes descubrir que, a pesar de que está confusa, comprende más de lo que crees y le será de ayuda que se lo digas.

Si crees que le gustaría saberlo a tu esposa, pero no te gusta la idea de decírselo, puedes pedir al médico que lo haga mientras estás con ella. Un número sorprendente de personas aceptará que se le diga con sensatez que es claro que tiene problemas con la memoria y que necesitará ayuda para enfrentarlos. Otras personas querrán saber el diagnóstico real de manera que puedan ayudar a hacer planes para el futuro mientras aún son capaces de hacerlo.

Si decides decírselo tu mismo a tu esposa, escoge un momento de tranquilidad cuando no sea posible que te interrumpan. Siéntate cerca de ella, quizá tocando su brazo o sosteniendo su mano. Obsérvala con cuidado al hablarle y toma en cuenta sus reacciones mientras procedes. Trata de evaluar cuánta información está lista para recibir. Hablar del diagnóstico será muy difícil emocionalmente, pero los ayudará a ambos compartir esta información.

En esta situación es importante tratar de decir la verdad y evitar decir algo que pueda ser engañoso. No le digas que sólo es su edad o que no tiene nada de que preocuparse. Puedes decidir que no es útil en el caso de tu esposa "etiquetar" el mal como enfermedad de Alzheimer, pero aún así, no debes tratar de ocultar información si te hace una pregunta directa. La confianza es esencial cuando se cuida a alguien con enfermedad de Alzheimer y cuando se rompe la confianza, es difícil restaurarla.

Podrías notar después de que se le ha dicho el diagnóstico a tu esposa, que es incapaz de enfrentar la realidad de la enfermedad. Puede negar vigorosa y persistentemente que exista un problema. Si esto sucede, trata de evitar una discusión o confrontación con ella. La negación puede ser un mecanismo para darse tiempo para aceptar el diagnóstico.

Si el diagnóstico se realiza en las primeras etapas de la enfermedad, es muy posible que tu esposa será capaz de tomar parte activa en la planificación legal y financiera que debe tener lugar tan pronto como sea posible después de que se realiza el diagnóstico (ver en el Capítulo 11 los detalles). Este proceso de planificación puede ayudar a todos los involucrados para que lleguen a un acuerdo de lo que la enfermedad ocasiona.

68. Mi marido, que tiene enfermedad de Alzheimer, se enfada cuando se le olvidan las cosas. ¿Debo recordarle su diagnóstico para que comprenda lo que le está pasando?

Algunas personas en las primeras etapas de la enfermedad de Alzheimer parecen apreciar que les está fallando la memoria. Recordarles gentilmente la razón puede ayudarles a sentirse menos presionados y reducir la tensión. Sin embargo, al pasar el tiempo, es común que las personas con esta enfermedad no se den cuenta de sus problemas. Es poco probable que recordar a alguien en quien está más avanzada la enfermedad de Alzheimer que su memoria está fallando le ayude a comprender su condición y puede aumentar su malestar.

69. Se le diagnosticó a mi madre, que vive con nosotros, enfermedad de Alzheimer. He estado tan preocupado por ella que no he pensado qué decirle a los niños. Ellos se dan cuenta de que algo malo pasa con su abuela, ¿qué debo decir?

Los niños son muy adaptables y, por lo general, responden bien si se les dice la verdad. Explícales los hechos con la mayor claridad posible y dales la oportunidad de hacer preguntas. Debes tener esta conversación con ellos tan pronto como sea posible ya que se pueden estar culpando de la conducta extraña de su abuela. Es probable que descubrir que se debe a una enfermedad les dé alivio.

Éste es un momento difícil para ti, la mejor manera de ayudar a tus hijos a hacer frente a esta situación es darles muchas explicaciones, confianza, caricias y amor. La Sociedad de la Enfermedad de Alzheimer ha producido un folleto llamado "¡Soy yo, abuela, soy yo!", para ayudar a los niños en esta situación. También tienen un folleto para adolescentes.

4

Cuidado práctico cotidiano

Introducción

Las actividades como vestirse, lavarse, ir al escusado, comer y dormir son parte normal de la vida cotidiana. Sin embargo, incluso estas tareas rutinarias son cada vez más difíciles para que las personas con enfermedad de Alzheimer las lleven a cabo solas. Este capítulo expone algunas pautas útiles para que los cuidadores ayuden a que la persona viva tan bien y de manera tan independiente como se pueda. Es obvio que la cantidad de ayuda que el cuidador necesita proporcionar cambiará con el tiempo.

Preguntas generales

70. Mi padre, que tiene enfermedad de Alzheimer, va a venir a vivir conmigo y con mi familia. ¿Puedes darme algunos consejos?, me temo que va a ser difícil cuidarlo.

Vivir con una persona que tiene enfermedad de Alzheimer y cuidarla puede ser, en ocasiones, muy difícil. Los siguientes consejos fueron recomendados por otros cuidadores:

- Tratar de establecer una rutina.
- Permitir a tu padre cierta independencia.
- Mantener su dignidad.
- Evitar las confrontaciones siempre que sea posible.
- Hacer que sus tareas sean simples.
- Mantener el sentido del humor.
- Asegurarte de que la casa sea tan segura como sea posible.
- Anima a tu padre a hacer ejercicio.
- Ayuda a que tu padre emplee al máximo las habilidades que le queden.
- Recuerda que los problemas se deben a la enfermedad no a la persona.
- Sé flexible en todo momento porque la enfermedad de Alzheimer es una enfermedad progresiva y vas a tener que adaptarte a los cambios que ocurran conforme pasa el tiempo.

71. Acaban de diagnosticar enfermedad de Alzheimer a mi marido. Tengo poco más de 70 años de edad y aún tengo buena condición física. ¿Por cuánto tiempo podré cuidarlo en nuestro hogar?

La respuesta a esta pregunta dependerá de la rapidez con que avance la enfermedad de tu marido, de tu propio estado de salud y del respaldo que logres de la familia, los amigos y las agencias externas. (Ver en el Capítulo 9 la información para obtener ayuda.) Incluso con apoyo, es poco probable que puedas manejar a tu marido en el hogar durante las últimas etapas de la enfermedad. En realidad, no es posible predecir cuánto tiempo pasará antes de llegar a este punto.

72. ¿Mi esposa con demencia es cada vez menos capaz porque yo hago más y más por ella?

Tu esposa es cada vez menos capaz porque la demencia es una condición progresiva. Esto significa que sus habilidades declinarán con el tiempo sin poderse evitar. Necesitarás hacer cada vez más conforme pase el tiempo, pero si haces demasiado muy pronto, sus habilidades declinarán con mayor rapidez.

Es importante reconocer lo que tu esposa puede hacer por sí misma y permitir que lo haga incluso si le toma mucho tiempo terminar. Si no tomas en consideración lo que aún puede hacer y haces todo por ella, perderá rápidamente las funciones que todavía tiene. Trata de ser paciente y encárgate sólo de lo que en verdad ya no puede hacer. La naturaleza progresiva de la enfermedad significa que la situación continuará cambiando. Serás capaz de responder mejor a las necesidades cambiantes de tu esposa si la observas con cuidado y puedes ser flexible en tu actitud.

73. Mi madre tiene enfermedad de Alzheimer. También tiene úlceras en las piernas que parecen dolorosas. No se queja de ellas. ¿Pueden sentir dolor las personas con demencia?

Puede ser muy difícil saber si alguien con enfermedad de Alzheimer u otro tipo de demencia experimenta dolor. Esto es especialmente cierto al avanzar la enfermedad, cuando la persona no sólo es incapaz de decirte que siente dolor, sino cuando incluso sus respuestas normales al dolor pueden ser difíciles de interpretar.

Reconocer que alguien tiene dolor es menos problemático al principio de la enfermedad, en especial, si estás cuidando a alguien que has conocido por largo tiempo. Por lo general, serás capaz de decir que algo anda mal por la forma en que actúa la persona. Por ejemplo, la persona puede estar inquieta, dormir mal o no querer comer. Sin embargo, aunque puedes reconocer que la persona tiene dolor, no puedes esperar que te diga dónde es el dolor o qué tan severo es. Tú o el médico tendrán que deducirlo de lo que saben de la persona.

En general, es mejor asumir que un procedimiento que normalmente sería doloroso (como poner un vendaje a las úlceras de las piernas) sería igual de doloroso para alguien con demencia, incluso si no te lo puede decir.

Vestirse

74. Quiero que mi esposo, que tiene demencia, se vista por sí mismo tanto como sea posible. Sin embargo, cada vez le es más difícil ¿Puedes sugerir qué puedo hacer para que le sea más fácil vestirse?

Tienes razón en continuar alentando a tu marido para que se vista él mismo, ya que esto le ayudará a retener el sentido de independencia y autoestima.

Una forma de ayudar a tu marido a que se continúe vistiendo es asegurarte que siempre tenga mucho tiempo. Si te aseguras que la habitación esté cálida, no importa si vestirse le toma un tiempo. También le ayudaría a hacerlo mejor que coloques su ropa en el orden en que necesita ponérsela. Posteriormente, es probable que necesites entregarle la ropa en la mano, una por vez, y le des instrucciones respecto a la forma de ponérsela.

Algunas prendas son más fáciles de poner que otras. La abertura del cuello debe ser de buen tamaño. Las mangas raglanas o anchas son más sencillas que las apretadas. Los zapatos sin agujetas son útiles. La ropa con aberturas elásticas o cierres de Velcro son más simples que la ropa que se sostiene con botones. A algunas personas les parece que las camisetas y los trajes de deporte son excelentes sustitutos para las camisas ordinarias, los pantalones y las chaquetas. Sin embargo, si tu marido estaba acostumbrado a ropa más tradicional en el pasado, es posible que no le guste el cambio. Si es posible de alguna manera, trata de involucrarlo en escoger lo que va a usar todos los días.

75. Tengo grandes problemas para persuadir a mi madre para que no utilice la misma ropa por varios días. Antes era en verdad elegante pero en la actualidad se ve a menudo desaliñada. Se trastorna si le digo algo. ¿Puedes aconsejarme?

Es probable que tu madre ya no reconozca la necesidad de cambiarse de ropa ni sepa cuál está limpia y cuál necesita lavado. Una posible forma de ayudarla sería alentarla para que se bañe y entonces tener la oportunidad de retirar la ropa que necesita lavarse y poner un conjunto nuevo de ropa. Si lo haces, es posible que no se de cuenta de lo que hiciste y no lastimarás sus sentimientos.

Higiene personal

76. ¿Es común que las personas con enfermedad de Alzheimer odien lavarse la cara? A mi esposa no le importa bañarse, pero protesta si se le lava la cara. ¿Es importante?

No es muy común. Lo probable es que tu esposa no comprenda la necesidad de lavarse la cara. También es posible que considere poco digno que alguien le lave la cara. Por supuesto, en realidad no es importante que se lave la cara, es seguro que no vale la pena pelear por esto.

Puedes tratar comprando una franela suave y bonita. Después tratar de hacer que lavarse la cara sea divertido logrando que lave tu cara con ella antes de que te deje lavarle la cara o que lo haga ella misma.

77. Mi esposo siempre se está lavando las manos, parece olvidar que acaba de hacerlo. El problema principal es que deja corriendo el agua. Recientemente se ha inundado el baño varias veces. ¿Puedes darme un consejo?

Están disponibles varias adaptaciones para las llaves del agua. Algunas causarán que el agua fluya sólo cuando las manos de una persona están bajo ellas. Otras tienen un corte automático después de que ha salido cierta cantidad de agua o después de un tiempo determinado. Estas adaptaciones pueden parecer costosas, pero si tienes sistema medido es probable que ahorres dinero además de dejar de trapear. Un enfoque alterno, que quizá ya has intentado, es encontrar otras actividades para tu marido que lo puedan distraer de la actividad repetitiva de lavarse.

78. ¿Cómo puedo hacer que sea más seguro bañar a mi mamá?

El momento de bañarse puede ser peligroso, en especial para personas de edad, frágiles y con demencia. Los cuartos de baño son sitios resbalosos y puede ser difícil levantar a alguien cuando está húmedo. Emplea tapetes antiderrapantes en la tina y en el piso del baño. Para impedir las escaldaduras, siempre pon el agua fría en la tina antes de añadir la caliente.

También se pueden necesitar barandales especiales o baño de asiento (un mecanismo que se coloca en la regadera para que se siente la persona). Habla con el médico de tu madre respecto a obtener esos artículos. Un terapeuta ocupacional puede visitar tu hogar para evaluar las necesidades particulares de tu madre. También es posible hacer arreglos para que un asistente de cuidados o una enfermera (ver la pregunta 173) venga y bañe a tu madre.

79. Mi marido, que tiene enfermedad de Alzheimer, está cada vez más renuente a bañarse y esto perjudica su higiene personal. ¿Me podrías aconsejar, por favor?

A menudo, el tema completo del baño requiere tacto y diplomacia. Si dejan de ser efectivos los recordatorios de la necesidad de bañarse, establecer una rutina regular lo ayudará a llevar a cabo las acciones necesarias. Cuando falla su motivación, trata de tener un evento regular para el que valga la pena estar bien acicalado, por ejemplo, ir a un centro de día o visitar a un amigo o al bar.

Es mucho más valiosa la alabanza y el estímulo que la crítica continua sobre la limpieza. Si tu marido no es capaz de bañarse por sí mismo, trata de no hacer más de lo que es absolutamente necesario. Es posible que pueda hacer todo lo necesario para bañarse pero que necesite ayuda para hacerlo en el orden correcto.

Es posible que tu marido responda favorablemente a que se le dé un nivel de elección respecto al baño. Por ejemplo, puedes preguntarle si quiere que el baño sea lo primero en la mañana o lo último en la noche. De manera alterna, es posible que acepte que se le diga que se le ha preparado un baño caliente ya que "es común que se bañe antes de acostarse". Asegúrate de que el cuarto de baño esté caliente y minimiza la impresión de que el baño es un trabajo rutinario.

Algunas personas de edad avanzada nunca se bañan o lo hacen rara vez, prefiriendo lavarse desnudas. Si ésta ha sido la preferencia de tu marido en el pasado, es mejor continuar así en lugar de tratar de imponer un nuevo sistema.

80. Cuando ayudo a mi anciano padre, que tiene enfermedad de Alzheimer, a desvestirse o bañarse, a menudo grita "violación" y trata de alejarme.

Para mucha gente, desvestirse y bañarse siempre han sido funciones íntimas y es muy posible que esto sea lo que cree tu padre. También puede encontrar muy extraño que ahora necesite ayuda con estas acciones. También es posible que ya no te reconozca y te considere una extraña invadiendo su intimidad.

Si tu padre se muestra agitado cuando tratas de bañarlo, lo mejor es dejarlo para otra ocasión. Si el problema continúa, puede ser valioso pedir que una enfermera venga y lo bañe. Por otro lado, es posible, si tu padre asiste a un centro de día, arreglar que le den un baño mientras se encuentra allí.

81. ¿Es común que las personas con enfermedad de Alzheimer sean incontinentes? ¿La incontinencia es causada principalmente por confusión o existen otras causas?

Muchas personas con enfermedad de Alzheimer son incontinentes en ocasiones, en especial, con respecto a la orina. A menudo, la confusión es la causa principal, pero existen otras posibilidades de las que debemos ser conscientes. Es sensato consultar con un médico si alguien es incontinente, porque puede ser posible el tratamiento de la causa.

Si la incontinencia de la orina aparece de repente, o si ésta tiene un olor desagradable o es de color oscuro, el problema puede ser una infección de la vejiga. Este tipo de infección debe ser tratado por un médico con medicamentos. Otras causas tratables de incontinencia de la orina son agrandamiento de la próstata en los hombres y estreñimiento grave, que pueden interferir con el flujo normal de la orina. El estreñimiento grave puede causar incontinencia de las heces, en la cual la materia fecal semisólida se filtra en torno a la masa fecal impactada.

El uso de ciertas medicinas también puede contribuir a la incontinencia. Los sedantes y los tranquilizantes, por ejemplo, a menudo reducen la sensación de orinar y también reducen el instinto de ir al baño. Los diuréticos, que se pueden necesitar para tratar otros problemas, hacen que la incontinencia sea más probable al aumentar la producción de orina.

82. Mi marido, al que diagnosticaron enfermedad de Alzheimer, ha empezado a mojar la cama. ¿Qué puedo hacer?

Si aún no lo haces, habla con el médico de tu marido ya que la incontinencia puede ser tratable, al menos, en cierto grado (ver la respuesta anterior). Si el problema de tu marido se debe principalmente a un aumento de la confusión, entonces existen varios medidas prácticas que puedes llevar a cabo para reducir el problema.

Trata de asegurarte que él no beba mucho antes de irse a dormir. También reduce el café y el té, los cuales aumentan la producción de orina. Alienta a tu marido para que vaya al baño antes de acostarse. Puede serte útil despertarlo una o dos veces en la noche para que vaya al baño. También toma en cuenta si el baño se encuentra lo bastante cerca de la recámara. Las personas de edad avanzada pueden no tener tiempo que perder buscando el baño. Asegúrate de que tenga confianza de encontrar el baño y manejar la puerta.

También puedes considerar el uso de un cómodo o botella para cama. Sería útil una funda para el colchón a prueba de agua. También busca ayuda para encontrar otras posibles fuentes de asesoría local y recabar consejos sobre continencia y lavanderías.

83. Estoy llegando al límite. Mi esposa tiene enfermedad de Alzheimer. No está muy mal, pero sigue orinándose. Ahora me da miedo llevarla a alguna parte. ¿Qué puedo hacer?

Primero verifica con el médico de tu esposa que su incontinencia no tenga una causa tratable (ver la pregunta 81), como una infección de la vejiga. Si no se encuentra una causa tratable para la incontinencia, entonces pueden ser útiles los siguientes pasos prácticos.

Trata de recordar a tu esposa que vaya al baño cuando se levanta en la mañana, cada dos horas durante el día y antes de acostarse. Si va al baño seguido pueden presentarse menos accidentes. También puedes notar signos que indican que quiere ir al baño. Por ejemplo, puede estar inquieta o caminar de un lado a otro. Si esto sucede, sugiérele que vaya al baño. Asegúrate de que el baño esté accesible, que sea cálido y esté bien iluminado.

Las almohadillas para incontinencia absorberán pequeñas cantidades de orina y pueden darles confianza a ambos para dejar la casa. Se presentan en diferentes variedades y es apropiado hablar con un consejero para las incontinencias al respecto. Otros aspectos a considerar son tener fundas a prueba de agua en la silla favorita de tu esposa, el asiento del automóvil y el colchón. Los consejeros para las incontinencias te señalarán algunas ideas que te pueden ayudar, el médico general te puede poner en contacto con ellos.

La incontinencia puede causar piel irritada, de manera que tu esposa necesitará bañarse en tina o regadera al menos diariamente. En los periodos intermedios, puede ser necesario limpiarla con pañuelos para bebé. Si la piel está enrojecida e irritada, habla con el médico ya que tu esposa puede tener una infección por hongos que se puede tratar con facilidad con la crema correcta.

La incontinencia significará mucho más trabajo para ti. Muchas personas lo encuentran perturbador y desagradable y es posible que empieces a sentirte enojado y amargado. Es muy comprensible, pero trata de hablar con alguien del problema y de tus sentimientos. El médico general, un especialista de un hospital, una enfermera, una trabajadora social y el consejero para las incontinencias, habrán enfrentado esta situación antes y te podrán ayudar.

84. Mi madre ha adquirido el hábito de poner pedazos de papel de baño usado atrás del radiador del baño. Cuando le pregunto, niega que lo ha hecho. ¿Cómo debo manejarlo?

Parece que tu madre ha olvidado qué hacer con el papel de baño que ha utilizado. También puede olvidar vaciar el agua del escusado. Es poco probable que sea útil confrontarla con lo que está haciendo. Si es posible, permanece fuera de la puerta del baño y cuando piensas que está lista, entra y ayúdala a tirar el papel en el escusado.

85. Cuando estamos fuera, llevar a mi esposa al baño puede ser un gran problema, en especial, porque no puedo llevarla a la puerta y dejarla. ¿Qué es lo mejor si necesita emplear un baño público?

Muchos cuidadores enfrentan este problema. Lo mejor es emplear baños para personas incapacitadas, que en la actualidad se encuentran en muchos edificios públicos. Encontrarás que esos baños son lo suficientemente grandes para que entres con tu esposa y la ayudes si es necesario.

En algunos lugares, como en las estaciones de servicio de carretera, los baños para incapacitados están bajo llave. Por lo general, la llave se encuentra en el quiosco o en el mostrador de información.

A veces, el baño para incapacitados se encuentra dentro del baño de mujeres o de hombres y la única opción es ser lo bastante atrevido para entrar con tu esposa. Encontrarás que la mayoría de las personas serán compresivas y discretas. Si te dicen algo, por supuesto que tienes una buena respuesta.

Comida y bebida

86. Mi esposa tiene muy poco apetito y a menudo se rehúsa a comer del todo. ¿Cómo puedo persuadirla? ¿Es normal que alguien con enfermedad de Alzheimer no quiera comer?

Éste es un problema común en las últimas etapas de la enfermedad de Alzheimer. Es muy probable que tu esposa ya no comprenda que debe comer lo que se le pone enfrente. Es posible que no sienta hambre, quizá porque hace poco ejercicio, o ya no reconocer lo que es tener hambre. También es posible que tenga problemas para masticar o deglutir (ver la pregunta 94).

Trata de hacer de las comidas una rutina calmada y relajada. Alienta a tu esposa a comer y alábala cuando tiene éxito. Sugiere que usar una cuchara es más fácil que cuchillo y tenedor, o dale alimentos para agarrar con los dedos si lo prefiere. No la critiques si ensucia (ver también la pregunta 92). Si tiene problemas para masticar y deglutir, lo más simple sería licuar la comida. Si ella es muy olvidadiza, puede ser necesario que la induzcas a tomar otro bocado o a masticarlo y deglutirlo.

Sin embargo, lo más importante es que incluso si tu esposa no quiere comer, debes tratar de asegurarte que beba suficientes líquidos, más o menos ocho tazas de líquido al día es una guía aproximada. La gran cantidad de líquido impide el estreñimiento y la deshidratación.

87. Mi madre, que ha tenido enfermedad de Alzheimer por algunos años, aún tiene buen apetito pero ha perdido mucho peso y en la actualidad está muy delgada. ¿Esta pérdida de peso se debe a la enfermedad de Alzheimer? ¿Crees que debería darle complementos vitamínicos?

Parece que la pérdida de peso es una característica de la enfermedad de Alzheimer, aunque se necesita más investigación en esta área. Un estudio reciente comparó a un grupo de personas con enfermedad de Alzheimer con un grupo que tenía otras demencias y con un grupo de personas de edad avanzada que no tenían demencia. Todas las personas del estudio se encontraban en hospitales y estaban recibiendo una nutrición adecuada. Aunque las circunstancias de las personas en cada uno de los tres grupos eran similares, las personas con enfermedad de Alzheimer perdieron peso con mayor rapidez que las de los otros dos grupos.

A veces es útil administrar complementos de vitaminas a las personas en las últimas etapas de la demencia, pero sería mejor hablar primero con el médico de tu madre. Podría aconsejarte sobre cuáles complementos, si se necesitan, serían los mejores para tu madre.

88. Mi marido, que tiene enfermedad de Alzheimer, a veces se olvida que acaba de comer. Entonces se queja de que tiene hambre y dice que nunca le doy nada para comer ¿Qué puedo hacer?

Es muy común que las personas confundidas olviden que acaban de comer. Un problema más puede ser que tu marido ya no sepa cuándo ha comido suficiente, quizá porque la enfermedad ha afectado el llamado centro de saciedad del cerebro.

Si tu marido pide otra comida cuando acaba de comer, lo mejor es tratar de distraerlo con alguna otra actividad. Si esto falla, puedes ofrecerle un bocadillo que no engorde, como un pedazo de zanahoria o un tallo de apio, para que coma mientras espera. Con suerte, olvidará que está esperando una comida.

89. ¿Por qué mi esposa, que tiene enfermedad de Alzheimer, quiere comer dulces y chocolates todo el tiempo?

La enfermedad pudo dañar lo que a veces se llama centro de saciedad del cerebro. La función normal del centro de saciedad es permitir que la persona sepa que ha comido suficiente. Algunas personas con enfermedad de Alzheimer no saben cuándo dejar de comer. Otras, como tu esposa, siguen queriendo alimento dulce. Puede suceder que la enfermedad de tu esposa ha afectado una parte especial del cerebro que normalmente ayuda a las personas a controlar su ingestión de alimentos dulces. Por otro lado, puede ser sólo que tu esposa siempre ha sido muy aficionada a los dulces y los chocolates, pero se podía resistir a ellos.

90. Estoy cuidando a mi anciano padre, al que acaban de diagnosticar enfermedad de Alzheimer. Parece ser propenso al estreñimiento. ¿Puedes aconsejarme?

Debes tratar de asegurarte que tu padre ingiera una dieta balanceada que contenga gran cantidad de fibra. Los alimentos que tienen un alto contenido de fibra son el pan y las pastas integrales, el salvado, los cereales, las legumbres y las frutas secas. Una forma simple de aumentar el contenido de fibra de la dieta es añadir salvado a los cereales, las frutas cocidas y los budines. También debes alentar a tu padre a ingerir frutas y verduras frescas, las cuales le proporcionarán vitaminas además de fibra. Beber gran cantidad de líquidos durante el día también ayudará a proteger contra el estreñimiento, como también ayuda hacer mucho ejercicio.

Si tu padre no desea ingerir alimentos que podrían ser buenos para él y continúa con el estreñimiento, es probable que te ayude el médico. Es importante tratar el estreñimiento en alguien con enfermedad de Alzheimer porque puede causar agitación y aumentar la confusión. El médico puede aconsejar laxantes como Regulan o Fybogel, que contengan fibra o lactulosa, que es un tipo diferente de laxante que también puede ser muy efectivo. Cualquiera de esos laxantes (pero no algunos de los demás que se pueden obtener sin receta médica) se pueden ingerir diariamente sin efectos dañinos. En un pequeño número de casos, puede ser necesario que una enfermera venga y administre enemas con regularidad.

91. Si mi esposa con enfermedad de Alzheimer desea comer frijoles cocidos de lata, ¿existe algún problema?

No, no existe problema. Cuidar a una persona con enfermedad de Alzheimer exige que se sea flexible respecto a los hábitos de alimentación. Sin embargo, asegúrate de que la lata se acaba de abrir para que los frijoles estén frescos. También asegúrate, si tu esposa se alimenta sola, que no se corte con la lata abierta.

92. Mi esposa ya no puede utilizar cuchillo y tenedor en forma apropiada y ensucia todo, lo que parece muy difícil de manejar. ¿Me puedes aconsejar?

Es importante para el sentido de independencia y autoestima de tu madre que la alientes a continuar alimentándose tanto como sea posible. Sin embargo, es probable que ella y tú se sientan frustrados en ocasiones. Siempre trata de ser tan flexible y tolerante como sea posible y recuerda que tu madre no puede evitar malos modales en la mesa. Es probable que lo maneje mejor si haces que las comidas sean tan relajadas y pausadas como se pueda. También le ayudará si la alabas por comer y disfrutar su comida, más que molestarte por el desorden.

Limpiar después será más sencillo si empleas un mantel de plástico. Si tu madre no puede emplear una servilleta, puedes alentarla a usar una bata fácil de lavar cuando coma. Emplea el tacto para alentarla a usar una cuchara en lugar de cuchillo y tenedor, pero asegúrate de que se le corte bien la comida. Los alimentos que se comen con las manos pueden ser, en ocasiones, una buena alternativa. No te preocupes si toma otros alimentos con los dedos. Para reducir la confusión, es buena idea servir sólo una porción de alimento por vez. De ser posible, retira la sal, la pimienta y las salsas de la mesa en cuanto se han empleado.

Puede valer la pena preguntar si un terapeuta ocupacional te puede dar más consejos. Las ayudas que quizá te sirvan son tapetes antiderrapantes, platos con almohadillas de succión, protectores para los platos y cubiertos con asas fáciles de sujetar.

93. ¿Por qué mi compañero, que tiene demencia, de repente se ha vuelto vegetariano? Le encantaba la carne.

Una posible razón es que ya no reconoce la carne como lo que es y que encuentre que es difícil de masticar y deglutir en comparación con alimentos más suaves. (Ver también la siguiente respuesta.)

94. Mi esposa, que ha tenido enfermedad de Alzheimer por algún tiempo, encuentra muy difícil masticar y deglutir. Me es muy perturbador y no sé qué hacer.

Los problemas con masticar y deglutir se presentan a veces en las últimas etapas de la enfermedad de Alzheimer y pueden ser muy perturbadores. La causa más probable es que ya no trabajen muy bien los reflejos que participan en estas acciones.

Sin embargo, en ocasiones, los problemas para masticar de una persona se deben sólo a dentaduras postizas o a encías irritadas, lo cual se puede resolver. Podría ser útil solicitar ayuda profesional.

Lo más importante para ti es tratar de aceptar que tu esposa sólo necesita una cantidad muy pequeña de alimento, el cual se puede administrar fácilmente en forma líquida. Es probable que una pequeña cantidad de alimento licuado, a intervalos regulares, junto con gran cantidad de líquidos, sea muy adecuado. Si te las puedes arreglar para estar relajado en esta área y puedes ayudar a tu esposa a ingerir suficiente alimento para sus necesidades, no te arriesgas a someterla a otros métodos de alimentación más indignos, incómodos e incluso peligrosos.

95. Mi marido, que tiene enfermedad de Alzheimer, originalmente era una persona de una bebida antes de la cena. En la actualidad, hace demasiadas visitas al armario de las bebidas. Si retiro las botellas, aún es capaz de salir a comprar más. ¿Qué debo hacer?

Parece que a tu marido siempre le ha gustado beber con moderación y es posible que es mejor para él poder continuar con el hábito. Es obvio que no se le debe permitir beber alcohol si está tomando medicamentos que puedan reaccionar peligrosamente con él. El médico de tu marido o el farmacéutico te pueden aconsejar al respecto.

La razón más probable del problema actual de bebida de tu marido es que olvida cuando ya ha bebido así que se prepara otra. Puedes necesitar bastante imaginación para hacer frente a esta situación, quizá manteniendo el armario de las bebidas lleno de botellas de agua, limitando el dinero que tiene y avisando a la gente que trabaja en la tienda para que no le venda alcohol. Al mismo tiempo, es razonable asegurar que tenga su bebida con la comida principal todos los días.

Podría valer la pena tomar en cuenta que puede estar aburrido y podría beber menos si le encuentras algunas actividades que lo distraigan.

Tomar pastillas

96. Acaban de recetar a mi madre un nuevo medicamento para la enfermedad de Alzheimer, pero ahora se olvida de tomarla, ¿qué puedo hacer?

Es probable que se haya recetado a tu madre uno de los nuevos medicamentos de anticolinesterasa (ver la pregunta 219), como donepezil o rivastigmina. Los medicamentos de este tipo se deben ingerir diariamente con el fin de tener una oportunidad de mejorar la condición de tu madre.

Si alguien puede indicarle que tome sus pastillas todos los días, incluso con una llamada telefónica, esto pude ayudar. Otra posibilidad es lograr que emplee una caja con divisiones, como las cajas de dosis medicinales. Estas cajas, que se obtienen en laboratorios químicos, tienen diferentes divisiones para cada día de la semana. Tú u otro cuidador pueden ayudar a tu madre introduciendo una pastilla en cada división para cada día al empezar la semana. Emplear una caja así podría impulsar a tu madre a tomar el medicamento. También le servirá de ayuda para saber con facilidad si ya ha tomado una pastilla.

97. Mi marido emplea varias pastillas diferentes que le recetó el médico. No estoy segura para qué son todas ellas, pero tengo muchas dificultades para lograr que las tome todas, en especial, las más grandes. ¿Qué debo hacer?

Es muy común que las personas con demencia se rehúsen a tomar pastillas. Por lo general, el problema tiene lugar porque la persona no reconoce que algo está mal en ella y, por lo tanto, no comprende la necesidad de ingerir medicamentos. También se presenta en ocasiones un problema al tragar las pastillas en las últimas etapas de la demencia como parte de una dificultad más general para tragar (ver la pregunta 94).

Lo primero que debes hacer es hablar con el médico de tu marido. Éste te podrá indicar para qué son las diversas pastillas y también si unas son más importantes que otras. Entonces, te será posible concentrar tus esfuerzos en lograr que tu marido ingiera sólo algunas de ellas.

A veces, es posible que un médico reduzca el número total de pastillas que se están recetando. Sin embargo, es común que no sea posible porque las pastillas son necesarias para tratar un trastorno grave, como presión sanguínea alta, paro cardiaco, diabetes o epilepsia.

Si tu marido tiene un problema general con tragar, es posible que algunos tipos de medicamentos se le puedan dar en forma líquida. Por otro lado, es posible que algunos medicamentos se trituren y mezclen con el alimento. El médico o farmacéutico te puede aconsejar al respecto.

En algún punto puede ser necesario que decidas qué tan lejos estás dispuesta a llegar para que tu marido tome el medicamento. Algunos cuidadores se sienten muy preocupados por la ética de engañar o forzar a alguien a tomar medicamentos contra su voluntad; otros se sienten menos preocupados si están convencidos de que tomar el medicamento es lo mejor para el paciente. En casi todos los casos, es probable que el uso de la fuerza física sea contraproducente.

Dormir

98. Mi esposa, que tiene enfermedad de Alzheimer, parece apenas dormir y me estoy cansando mucho como resultado.

Me han dicho que es mejor evitar darle pastillas para dormir si es posible, ¿pero qué más puedo tratar de hacer?

Diversas medidas prácticas pueden ser, a veces, una alternativa efectiva para los medicamentos para dormir. Por ejemplo, puedes ser capaz de ayudar a dormir mejor a tu esposa si: le proporcionas gran cantidad de actividades durante el día; evitas que tome siestas cortas; evitas darle té o café; mantienes bastante tranquilas las tardes; evitas que ingiera comidas pesadas en la noche; te aseguras que la recámara esté caliente y cómoda. (También ver más información en la siguiente respuesta.)

Si las medidas prácticas no mejoran la situación y si tu cansancio hace que te sea difícil arreglárselas, puede ser necesario reconsiderar las pastillas para dormir. En general, es mejor evitar estas pastillas cuando la persona tiene enfermedad de Alzheimer ya que aumentan el riesgo de la confusión. Sin embargo, a veces pueden ser la mejor solución. (Ver más información sobre las píldoras para dormir en la pregunta 225.)

99. Algunos días mi marido duerme todo el día y después, por supuesto, está despierto toda la noche. El resultado es que no puedo dormir nada y estoy muy irritable. ¿Qué puedo hacer?

Es probable que tu marido esté desorientado con relación al tiempo y no reconozca la diferencia entre la noche y el día. Trata de establecer una rutina que lo mantenga lo más ocupado y activo posible durante el día. (La información sobre las actividades se proporciona en el Capítulo 5.) A menos que quieras aprovechar un descanso muy necesario, no dejes que tome siestas cortas. Puedes descubrir que duerme mejor en la noche si lo mantienes despierto durante el día. Si se queda dormido en una silla durante el día, despiértalo con suavemente. Para ayudarlo a dormir en la noche, asegúrate que esté cómodo en la cama y que la recámara no este demasiado caliente ni fría. Serán útiles las cortinas gruesas para reducir la luz. Si no se acomoda con facilidad en la cama, quizá pueda dormir con mucha comodidad en una silla grande o en un sofá.

Antes de que se vaya a dormir, asegúrate de que vaya al baño. Esto hará que sea menos probable que se despierte en la noche y también ayudará a evitar que moje la cama. Si se levanta durante la noche, trata de recordarle con suavidad que aún es tiempo de dormir. Entonces, puedes tratar de conducirlo con facilidad de regreso a la cama. Otra posibilidad es distraerlo por un rato y después sugerirle que es tiempo de que ambos vayan a la cama. Sé tan firme y tranquilizadora como sea posible.

5

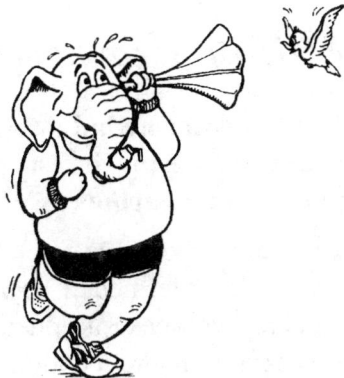

Comunicación y actividades

Introducción

Conforme avanza la enfermedad de Alzheimer, la comunicación se vuelve más difícil. Las personas con demencia tienen problemas para expresarse con claridad y para comprender lo que se les dice. Los problemas de comunicación pueden ser muy frustrantes y molestos para todos los implicados, por igual para los cuidadores y los enfermos. Este capítulo trata de ayudar a los cuidadores a conservar los canales de comunicación por el máximo tiempo posible. Además, en este capítulo se incluyen sugerencias para ayudar a las personas con demencia para que utilicen al máximo la memoria que les falla. Al final, el capítulo examina las ideas de mantener ocupadas a las personas con demencia, para ayudarles a que pasen el tiempo de la manera más agradable posible.

Mejorar la comunicación

100. La enfermedad de Alzheimer de mi madre está empeorando y estoy desesperada por no perder la habilidad para comunicarme con ella. ¿Me puedes aconsejar?

La comunicación se vuelve cada vez más difícil conforme avanza la enfermedad de Alzheimer. Sin embargo, existen muchas acciones que puedes llevar a cabo para ayudarte y ayudar a tu madre a comunicarse:

- Asegúrate de que puede ver, oír y hablar tan bien como sea posible (verifica el estado de aparatos auditivos, lentes y dentadura postiza).
- Atrae la atención de tu madre antes de que le hables, quizá tocando suavemente su hombro.
- Trata de evitar otras distracciones, como la televisión (dile que la vas a apagar para que puedas hablar con ella).
- Mientras conversas con ella, trata de mantener tu cabeza y hombros al mismo nivel que los de ella.
- Trata de mantener contacto ocular cuando cualquiera de las dos está hablando (esto mantendrá su atención en ti).
- Trata de mantenerte tan calmada como sea posible.
- Habla con la mayor claridad posible.
- Emplea oraciones cortas y trata de hablar sobre un asunto a la vez.
- Da el tiempo necesario para que tu madre conteste o demuestre que te ha comprendido.
- Pon lo que quieres por escrito si sirve de ayuda a tu madre.
- Observa en el lenguaje corporal de tu madre señales visuales que te indiquen cómo se siente.
- Recuerda que también te puedes comunicar en forma no verbal con tu madre, por ejemplo, por tus expresiones faciales o dándole un abrazo.

101. Mi marido, que tiene enfermedad de Alzheimer, a menudo empieza a decirme algo y después es incapaz de continuar. Es muy frustrante para los dos. ¿Qué podemos hacer?

Puede ser de ayuda para tu marido saber que tiene toda tu atención cuando habla. Puedes trasmitir esta idea manteniendo contacto ocular durante toda la conversación. También puede ser útil si asientes con la cabeza de vez en cuando para mostrar que sigues el hilo de lo que está diciendo. Si pierde la idea de lo que te está diciendo, trata de ayudarlo a continuar con una sugerencia discreta basada en lo que ya te ha dicho.

Recuerda que a menudo el tacto es una ayuda valiosa para la comunicación. Sostener la mano de tu marido mientras habla, no sólo lo ayudará a mantener la concentración, también le proporcionará seguridad en lo que a veces debe ser para él un mundo muy confuso. La comunicación no verbal de este tipo es más importante en las últimas etapas de la enfermedad de Alzheimer, cuando la comunicación normal suele ser imposible.

Conforme la comunicación con tu marido se vuelve más difícil, es importante que tengas tus propias oportunidades de conversación. Los amigos, los miembros de la familia, los vecinos, otros cuidadores, incluso el tendero pueden ayudarte en esto.

102. Mi esposa cree que hace todas las labores de la casa, como cocinar y hacer las compras, y no acepta que ahora soy yo quien hace todo. ¿Cómo puedo explicárselo a ella?

Tu esposa ya no puede recordar lo que acaba de hacer. Sin embargo, recuerda hacer las labores de la casa en muchas ocasiones anteriores y son las que está recordando en este momento. En realidad, no existe razón para tratar de explicarle la situación; no podrá reconocerlo ni agradecerte el trabajo extra que estás haciendo. Podría hacerte sentir mejor el recordarte de vez en cuando que sin tu devoción y cuidados, no sería posible que tu esposa continuara viviendo en casa.

Ayudas para la memoria

103. ¿Ejercitar el cerebro disminuye el avance de la demencia?

No existe una respuesta clara para esta pregunta, pero algunas investigaciones sugieren que es posible ayudar a una persona con demencia si se le alienta a emplear su cerebro. Sin embargo, se debe tener mucho cuidado en no abrumar a la persona con ejercicios mentales (como leer, juegos, pintura, etc.), que podrían precipitar una crisis al darse cuenta la persona que ya no es capaz de realizar acciones sencillas. Si esto se evita, y la persona con demencia continua sintiéndose segura, es posible que no haya daño y sea benéfico mantener un entorno que le proporciona algo de estimulación.

104. Mi esposa se encuentra en las primeras etapas de la enfermedad de Alzheimer y está muy frustrada por la pérdida de la memoria. ¿Qué puedo hacer para ayudarla?

Una forma útil de ayudar a tu esposa a hacer frente a la pérdida de la memoria es alentarla a aprovechar al máximo las ayudas de la memoria y de "estímulos para la memoria". Todos confiamos en información que nos dan relojes, calendarios, diarios, periódicos, etc., y las personas con problemas de la memoria necesitan de estas ayudas para la memoria más que los demás. También les resultará más sencillo tener el control si pueden tener sus propios estímulos para la memoria, como tableros de mensajes, listas fáciles de manejar y hojas de instrucciones.

Es probable que sea más útil que tú y tu esposa puedan trabajar juntos en diseñar una gama de ayudas para la memoria que satisfagan sus necesidades. Sin embargo, la siguiente es una serie de puntos y ayudas que podrías considerar:

- Mantén los objetos familiares en su lugar acostumbrado, donde tu esposa los pueda ver con facilidad.
- Asegúrate de que los relojes de pulso y de pared muestren la hora correcta.
- Indica la fecha de hoy en todos los calendarios, quizá tachando los días conforme pasan.
- Coloca un tablero de mensajes en un lugar prominente y establece el hábito de emplearlo.
- Haz una lista de las actividades diarias y ponla en un lugar donde la encuentre con facilidad. Alienta a tu esposa a leerla a menudo y tacha las actividades conforme se completen.
- Si la tienes que dejar sola mientras sales, deja una nota clara que indique a dónde fuiste y a qué hora debes estar de regreso. Trata de establecer un patrón regular de manera que tus ausencias sean parte de una rutina.
- Pega fotografías de los miembros de la familia y amigos cercanos, todos con el nombre claro, o añade nombres a las fotografías en un álbum y aliéntala a revisarlo a menudo.

105. Me es muy frustrante que mi esposa olvide algo que acaba de pasar. ¿Es posible reentrenar la memoria de alguien que tiene enfermedad de Alzheimer?

Uno de los principales problemas de la enfermedad de Alzheimer es la falla de la memoria de corta duración. Esto significa que la persona olvida cosas que acaban de suceder. Si lo piensas, sin mirar tu reloj, puedes tener una idea bastante exacta respecto a la hora que es. Es probable que también recuerdes la última vez que tomaste una bebida, qué desayunaste y qué mes del año es. Esto suele perderse en la enfermedad de Alzheimer, y el resultado es que la persona queda confusa. Por ejemplo, puede olvidar que acaba de desayunar y pedir de comer de nuevo.

Muchas personas creen que no es posible reentrenar la memoria de alguien con enfermedad de Alzheimer, sin embargo, es posible ayudarla a idear ayudas y recordatorios para la memoria que le auxilien a funcionar mejor, al menos en las primeras etapas de la enfermedad. Por ejemplo, una persona con enfermedad de Alzheimer debe seguir siendo capaz de preparar una taza de té si tiene instrucciones escritas en una tarjeta. Sin embargo, aún será necesario que la persona recuerde ver la tarjeta y que pueda seguir los pasos, uno tras otro. Algunas personas encuentran que un tablero de mensajes y un bloc de notas son útiles en las primeras etapas de la enfermedad. (También ve en la respuesta previa más ideas para estímulos de la memoria.)

106. Mi esposa tiene enfermedad de Alzheimer. ¿Es bueno recordar los eventos del día para tratar de ayudarla a recordarlos o es una pérdida de tiempo?

Incluso si los recuerdas con ella, tu esposa no podrá recordar algo que acaba de hacer o que se acaba de decir. La pérdida de la memoria de corta duración es uno de los principales síntomas de la enfermedad de Alzheimer. Lo mejor es tratar de disfrutar juntos al momento de hacer algo. Es probable que los perturbe a ambos tratar de recordarle algo que ella no puede recordar.

Actividades

107. Mi marido está en las primeras etapas de la enfermedad de Alzheimer. ¿Cómo puedo mantenerlo ocupado?

En las primeras etapas de la enfermedad, no será muy difícil mantener ocupado a tu marido. Es probable que sea feliz ayudándote en las labores de la casa, como limpiar el polvo, dar brillo a los muebles, poner y quitar la mesa. En realidad, no importa si olvida lo que ha hecho y vuelve a repetir estas acciones una y otra vez. También puede ayudarte a preparar la comida y a lavar la ropa. Si tienes jardín, puedes plantear muchas oportunidades de actividades simples.

Es probable que un paseo diario les hará bien a ambos y también les dará temas de conversación. Si lo vigilas, es posible que pueda ir contigo a las compras. Si acostumbraba ir al bar o a comer fuera, es buena idea ayudarlo a que continúe haciéndolo por tanto tiempo como pueda. Para evitar una posible vergüenza puede ser apropiado hablar en forma discreta con el administrador. También puede ser buena idea que tu marido asista a un centro de día (ver la pregunta 110 y la pregunta 174).

Si tu esposo es bastante sociable, es probable que disfrute que amigos y parientes lo visiten en casa. Por lo general, es mejor evitar las reuniones grandes ya que le será más difícil manejarlas. De ser posible, advierte a cualquier visitante con anterioridad si no sabe del problema de memoria de tu marido.

Mientras tu esposo esté en las primeras etapas de la enfermedad, será buena idea ayudarlo a preparar un álbum de recortes de su vida, que contenga fotografías y otros recuerdos del pasado. Esto lo ayudará a recordar el pasado por más tiempo, conforme progresa la enfermedad. También puede ser útil después, para extraños que podrían estar ayudando a cuidarlo. Podrán revisar el álbum con él.

Mantener ocupado a tu marido en las últimas etapas de la enfermedad será más problemático, pero vale la pena hacer el esfuerzo. Esto no sólo lo ayudará a obtener más de la vida sino también ayudará a impedir otros problemas de salud, como lo que podrían surgir por la falta de ejercicio. Los ejercicios ligeros, como moverse al ritmo de música, son muy populares. Las tareas repetitivas, quizá basadas en intereses previos, pueden ser útiles para mantener el interés y pasar el tiempo. A tu marido le puede agradar que le lean y también escuchar la música, ¡incluso si quiere la misma obra una y otra vez!

108. Mi marido aún disfruta salir solo y encontrar su camino de regreso. Sin embargo, siempre va a la misma tienda, una óptica local. Se para frente al mostrador y se dedica a conversar. Al final, se va pero parece tener una fijación con esta tienda en particular. ¿Qué puedo hacer al respecto?

Parece una actividad bastante inofensiva. Quizá sea mejor explicar al empleado de la tienda cuál es el problema de tu marido y sugiérele que encuentre formas de darle confianza y decirle con gentileza que vuelva a casa. Si estás preocupada porque se pierda podrías considerar hacer que lleve consigo alguna forma de identificación (ver la pregunta 120).

109. Han diagnosticado enfermedad de Alzheimer a mi madre pero aún vive sola con sus dos gatos. Está muy apegada a ellos. ¿Crees que esté bien que los conserve?

Mantener animales puede ser benéfico para algunas personas con enfermedad de Alzheimer, en especial, en las primeras etapas de la enfermedad. Los animales le dan compañía y ayudan a que la persona siga activa. Mientras sientas que tu madre puede cuidar en forma apropiada los gatos, será mejor dejarlos donde están. Si piensas que no lo maneja, lo mejor será hacer otros arreglos. Si tú o uno de los vecinos de tu madre puede quedarse con los gatos, tu madre aún los podría ver. De no ser así, discute el problema con la liga protectora de animales local.

La investigación ha demostrado que el contacto con los animales es útil para las personas de edad avanzada que viven en asilos residenciales.

110. Se ha sugerido que mi esposa debe empezar a asistir a un centro de día. ¿Qué tipo de actividades habrán en el centro para alguien con enfermedad de Alzheimer?

Los centros de día varían, pero es probable que se realicen diversas actividades. Lo que sucede allí depende de cuántas personas ayudan, qué tan severa es su demencia y de lo bien entrenado que esté el personal.

La ayuda práctica que se proporciona en un centro de día es baño, peluquería y pedicurista. Por lo general, se les da la comida. Otras actividades, que a menudo se realizan en grupo, pueden ser escuchar música, hacer ejercicios simples y terapia de reminiscencia (ver la pregunta 235). A veces, se pueden organizar salidas a tiendas y lugares de interés. (Ver también en la pregunta 174 más información sobre los centros de día.)

Vacaciones

111. Mi marido y yo siempre hemos disfrutado de las vacaciones juntos. Quizá esté demasiado confundido para salir de vacaciones pero, ¿existe alguna forma en que podamos ir? En verdad me ayudaría salir de vacaciones.

Existen muchos tipos de sitios vacacionales que dan servicio a personas con diferentes incapacidades y que harán que tú y tu marido se sientan bienvenidos. La variedad parte de casas para huéspedes privadas a centros vacacionales especializados bien equipados. Si escoges el correcto, encontrarás que la gente es compasiva y comprensiva con tus dificultades.

112. Estoy planeando unas vacaciones con mi madre, la cual tiene enfermedad de Alzheimer. ¿Es necesario que mencione su enfermedad a la compañía de seguros?

Debes indicarlo o el seguro no será válido. Si tu madre sufriera una caída mientras está de vacaciones, la compañía podría rehusarse a pagar.

Algunas compañías pueden rehusarse por completo a asegurarla. Otras considerarían los casos en forma individual pero pueden cobrar una tasa más elevada.

113. Hemos estado planeando unas vacaciones desde hace algún tiempo para visitar a nuestro hijo y su joven familia en Australia. Sin embargo, acaban de diagnosticar a mi esposa enfermedad de Alzheimer. ¿Crees que deberíamos ir de todos modos?

Como sólo tiene poco tiempo de que la diagnosticaron, aún puede ser capaz de hacer este viaje. Puede ser muy importante un viaje para ver a miembros de la familia. Sin embargo, sería apropiado buscar primero la ayuda del médico ya que la habilidad de tu esposa para hacer frente al viaje depende de su condición particular.

Las personas con demencia leve pueden encontrar especialmente difícil un viaje prolongado. Además del viaje en sí y de la reacción a volar en aviones de propulsión, tu esposa puede sentirse desorientada por el nuevo medio ambiente.

Si decides ir, necesitarás buscar ayuda para el seguro de viajero para tu esposa (ver la pregunta anterior).

6

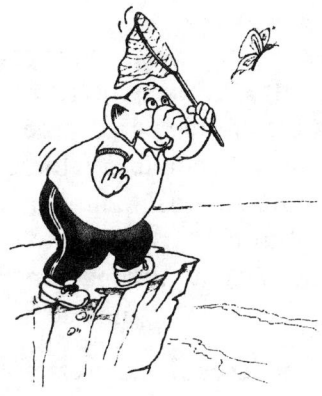

Seguridad personal

Introducción

Las preguntas sobre temas de seguridad personal en personas con enfermedad de Alzheimer se vuelven cada vez más importantes, conforme avanza la demencia. Este capítulo dirige tu atención a una variedad de peligros que se encuentran comúnmente, tanto dentro como fuera de la casa. Ofrece a los cuidadores consejos útiles sobre la forma en que pueden ayudar a reducir el riesgo de accidentes, mientras que permiten a la persona que cuidan tanta independencia como sea posible.

Vivir solo

114. Mi padre muestra señales de que aumenta su confusión. ¿Cómo puedo decidir cuándo ya no es seguro que viva solo?

Es difícil hacer una regla firme y segura. Muchas personas confundidas sobreviven por sí mismas durante años en condiciones que parecen peligrosas. Incluso se les puede ayudar a hacerlo con una valoración sensata de su medio ambiente y eliminado los peligros más obvios.

Sin embargo, existe gran cantidad de indicadores de la incapacidad de una persona para vivir sola. Debes tomar en cuenta estos signos de advertencia:

- el descuido con relación a los inevitables riesgos de incendio (los incendios por gas son los peores);
- dejar la casa, en especial, durante la noche, y no encontrar el camino de regreso:
- quejas continuas y expresiones de ansiedad de los vecinos que antes eran tolerantes y ayudaban a la persona;
- estado de suciedad que es inconsistente con la personalidad y la dignidad previa de la persona confundida.

La persona tiene derecho a vivir en su propia casa si es posible y debes tratar de ayudar a tu padre a hacerlo si así lo desea (ver en el Capítulo 9 la información para encontrar ayuda).

Peligros en el hogar

115. Mi madre aún prefiere vivir sola, a pesar de tener demencia. Estoy muy preocupado de que tenga un accidente con el gas. ¿Qué puedo hacer?

Si tu madre tiene el hábito de abrir el gas sin encender la estufa, es posible poner una llave de aislamiento. Una solución temporal sería simplemente desconectar el gas de la estufa. Es obvio que dependería de otra persona para que cocinara por ella. También se puede instalar un detector de gas y, sin embargo, este aparato sería útil sólo si tu madre puede responder en forma correcta si se activa.

116. Tengo una tía anciana con demencia que aún vive sola, con visitas en la mañana y en la noche de trabajadores sociales. A veces olvida apagar las luces y me preocupa que cause un cortocircuito eléctrico y se produzca un incendio. ¿Hay algo que pueda hacer?

Si la instalación eléctrica y los diversos aparatos de la casa de tu tía no son nuevos, puedes pedir que los revise un electricista calificado.

También le puedes aconsejar que emplee una de las formas más seguras de calefacción. Por ejemplo, los calentadores de ventilador y los radiadores de aceite son por lo general más seguros que los radiadores eléctricos. Además, un interruptor eléctrico entre un aparato y el enchufe proporcionará mayor seguridad. Si tu tía tiene calefacción central, podría ser mejor eliminar por completo los radiadores eléctricos.

Los interruptores de tiempo son una forma sencilla de asegurar que las luces y los aparatos eléctricos de tu tía se encienden y apagan a una hora apropiada. El cuidador social puede verificar los interruptores.

117. Mi padre, que tiene enfermedad de Alzheimer y que en la actualidad vive con nosotros, es fumador. Me preocupa la posibilidad de un incendio. ¿Cómo puedo hacer que deje de fumar?

Lo más probable es que conforme avance la enfermedad de tu padre, éste olvidará fumar. Puedes tratar de adelantar ese momento si le quitas los cigarrillos y después no haces algo que le recuerde fumar. Si tú fumas, es probable que también debas dejarlo o al menos salir a fumar en otra parte en que no te pueda ver.

Si tu padre se pone demasiado nervioso cuando le retiras los cigarrillos, quizá sea más apropiado dejar que continúe fumando por un tiempo antes de repetir la táctica de quitárselo. Mientras tanto, puedes tratar de alentarlo a reducir el número de cigarrillos que fuma y hacer que intente emplear los parches de nicotina. Por todo el tiempo en que continúe fumando, tú y las demás personas que lo cuidan necesitarán supervisarlo siempre que encienda un cigarrillo. Asegúrate de que su ropa y el mobiliario son resistentes al fuego y que los recipientes de papel de desecho no están cerca de donde se siente. Una alarma de humo es siempre una buena idea.

118. Mi esposa, que tiene enfermedad de Alzheimer, se ha caído varias veces en la casa recientemente. ¿Me puedes decir cómo puedo reducir el riesgo de caídas?

Tratar de hacer la casa tan libre de peligros como sea posible tiene sentido para todo el mundo. Es especialmente importante cuando el riesgo de la persona aumenta por edad avanzada o confusión. Algunos peligros comunes que se deben resolver son:

- alfombras sueltas o rasgadas, en especial, en las escaleras o en las puertas;
- tapetes sueltos;
- pisos muy pulidos;
- barras de la escalera rotas o flojas;
- barandales inadecuados en las escaleras;
- mala iluminación (puede ser valioso tener luces nocturnas si tu esposa se levanta a menudo durante la noche);
- cables eléctricos que se arrastran;
- mobiliario tambaleante o dañado;
- mobiliario con patas que sobresalen;
- artículos desordenados, como zapatos o periódicos, abandonados en el piso;

- seguridad inadecuada en el baño (ver la pregunta 78.)
- emplear zapatillas u otros zapatos que puedan causar una caída.

Si crees que necesitas más ayuda, es probable que el médico de tu esposa o alguien de la seguridad social haga arreglos para que venga un terapeuta ocupacional y te aconseje.

119. Mi marido ha tenido varias caídas muy serias. Hasta el momento, mi hijo ha estado cerca para ayudar, pero yo tengo 85 años de edad y no podría levantar sola a mi marido. ¿Qué debo hacer si se cae cuando estemos solos?

Si tu marido se cae y tiene dolor, lo mejor es cubrirlo con una cobija, darle una almohada si puede mover la cabeza sin problemas, tranquilizarlo y decirle que vas a conseguir ayuda. Entonces, llamar al médico si la caída parece grave o buscar la ayuda de alguien cercano.

Si tu marido no parece haberse lastimado, trata de poner una silla junto a él y después anímalo a utilizar la silla para tratar de levantarse mientras lo ayudas en lo que puedas. Si no comprende qué hacer o si no se puede levantar, haz que se ponga cómodo y busca ayuda.

Perderse

120. Mi padre, que tiene enfermedad de Alzheimer, aún gusta de salir a dar paseos cortos solo. Me preocupa que se pierda y sufra daños. ¿Qué precauciones debo tomar?

Si los paseos de tu padre son de corta duración y por el momento vuelve sin mucha dificultad, es probable que no haya mucha causa para preocuparse. De hecho, el ejercicio que hace debe ser benéfico para ambos.

Es razonable asegurarte de que tu padre tenga su nombre, dirección y teléfono con él. Si crees que le gustara portar uno, puedes querer comprarle un brazalete o un talismán de alerta médica que contenga la información esencial para ponerse en contacto. Por otro lado, puedes hacer que un joyero grabe la información en un brazalete.

Otra precaución es informar a la policía local que tu padre tiene problemas de memoria y con el sentido del tiempo y el lugar. De la misma manera, es aconsejable asegurarse de que los vecinos, las tiendas y cualquier otro destino probable esté consciente del problema.

Debes prepararte para el deterioro de la memoria de tu padre, el cual puede causar que se pierda temporalmente. Es muy angustioso cuando una persona se pierde. Si sucede, alerta a los vecinos y también a la policía. Es poco común que una persona con la enfermedad de Alzheimer esté perdida por 24 horas o más.

121. Mi esposa, que tiene enfermedad de Alzheimer, ha estado saliendo de la casa y una vez lo hizo de noche. Mi familia me repite que debería pedir al médico algún medicamento. ¿Me puedes aconsejar?

Es mejor evitar los medicamentos porque la cantidad necesaria puede producir efectos secundarios indeseables, como somnolencia, caídas e incontinencia (ver en la pregunta 225 más sobre las píldoras para dormir). Es mejor hacer la casa tan segura como sea posible, idealmente, empleando cerrojos en la parte superior e inferior de las puertas que conducen al exterior.

122. Mi esposo sigue saliendo de la casa y perdiéndose. Me siento muy culpable cuando la policía lo trae de regreso. ¿Por qué lo hace?

No se puede esperar que alguien vigile las 24 horas a otra persona, así que no debes culparte o culpar a quienes se quedan cuidando a tu marido. Perderse es muy común en las personas con demencia.

Existen varias posibles razones de que tu marido se salga de la casa. Si siempre ha sido una persona activa, quizá sólo tenga un exceso de energía que necesita emplear. Por otro lado, puede salir para reducir el aburrimiento causado por la falta de concentración. Otra posibilidad es que esté buscando a alguien o algo de su pasado que no puede recordar.

123. Mi esposa ha salido de la casa y se ha perdido varias veces. Siempre ha regresado o la han traído pero no sé qué hacer. ¿Me puedes aconsejar?

Aunque es muy alarmante cuando se pierde una persona con demencia, es poco probable que tengan problemas. Es obvio que el riesgo para tu esposa varía dependiendo de dónde se pierde.

Como consejo general, lo mejor que puedes hacer es permanecer calmado y no tener pánico. Un primer paso sería revisar los diversos lugares en que conocen a tu esposa, como las tiendas. Debes informar a vecinos y amigos.

Por lo general, es mejor ponerse en contacto con la policía lo más pronto posible. Para ayudar a la policía y a otros investigadores, sería buena idea tener a la mano fotografías recientes de tu esposa y también poder dar una descripción clara de la ropa que trae puesta.

Conducir

124. ¿Cómo puedo persuadir a mi marido, que tiene enfermedad de Alzheimer, de que ya no es seguro que conduzca?

Algunas personas con enfermedad de Alzheimer se dan cuenta de que ya no es seguro y dejan de manejar con facilidad. Sin embargo, muchas otras, como tu marido, no comprenden que su habilidad está disminuyendo y que ya no tienen las reacciones normales o memoria para conducir. Éste puede ser un problema en extremo difícil de manejar.

Si tú no necesitas usar el auto, debes considerar el venderlo para que tu marido no se acuerde constantemente de él. Si quieres seguir manejando el auto, una posibilidad es hacer difícil que tu marido encuentre las llaves y luego encontrar formas de distraerlo siempre que sugiera manejar. Si salen juntos en el automóvil, puedes sugerir que necesitas práctica de manejo ya que eres una conductora menos experimentada que él.

Después de que tu marido deja de manejar, puedes ayudarlo a retener su sentido de independencia si sugieres que se ponga de acuerdo con un taxista para que lo transporte.

125. ¿Es verdad que las personas con demencia pueden conducir un automóvil?

La investigación sugiere que muchas personas con demencia continúan conduciendo después del inicio de la enfermedad, pero en forma insegura. Sin embargo, un pequeño número de personas con demencia parece conservar la habilidad para manejar. Quizá se asocia al hecho de que la persona en las primeras etapas de la enfermedad puede aún retener la habilidad para hacer cosas que aprendieron al principio de su vida.

El problema principal es que conforme progresa la demencia, la habilidad para conducir se deteriora inevitablemente, pero, por lo general, sin que la persona se dé cuenta de lo que está sucediendo. Es muy importante que no se permita continuar manejando a una persona que se ha vuelto una conductora insegura, sin importar lo perturbador que pueda ser.

7

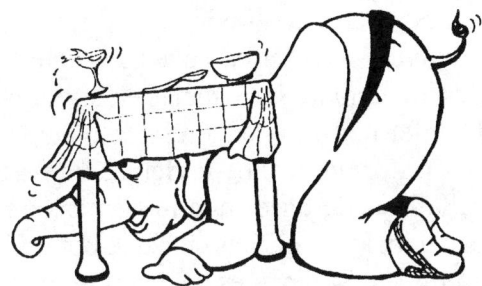

Cómo enfrentar conductas difíciles

Introducción

A veces, la enfermedad de Alzheimer y otras demencias causan que las personas actúen en formas difíciles de controlar. Por ejemplo, estas personas pueden encontrarse inquietas o agresivas sin razón obvia. Es importante recordar que su conducta se debe a la enfermedad y que no actúan mal a propósito. Este capítulo da sugerencias para controlar algunos de los problemas más comunes.

¿Es molesta a propósito?

126. A veces, mi esposa hace cosas muy tontas y luego se me queda viendo con una mirada vacía. Tengo la sensación de que es molesta a propósito. ¿Puede ser así?

Es muy poco probable que sea así. La mayoría de la gente que ha cuidado a alguien con demencia ha sentido, en uno u otro momento, que es objeto de burlas o que la persona está siendo deliberadamente traviesa. Las personas con demencia a menudo realizan acciones que parecen infantiles o pueden parecer desconcertadas o perplejas en ocasiones. Esto es resultado de la enfermedad, no es un intento deliberado de molestar.

Conforme avance la demencia de tu esposa, su conducta difícil puede hacer que te sientas cada vez más sarcástico y enojado. No te sientas culpable por esos sentimientos; son muy comunes. Si discutes esto con un grupo local de cuidadores, te sorprenderá cuántas personas se sienten de la misma manera.

Preguntas repetitivas

127. Mi marido, que tiene enfermedad de Alzheimer, me repite la misma pregunta una y otra vez. ¿Cómo puedo aprender a ser paciente?

Esto puede ser muy molesto, la causa más probable es que los problemas de memoria de tu marido le estén causando una sensación general de inseguridad. Puede ayudarte a ser más paciente si recuerdas que es muy difícil para las personas con enfermedad de Alzheimer comprender totalmente lo que sucede a su alrededor. También puedes encontrar útiles las siguientes ideas.

A veces, en lugar de responder a la pregunta por enésima vez, dile a tu marido que todo está bien y que te encargarás de las cosas; trata de hacer que se sienta más seguro. También puede ser útil si escribes la respuesta. Si te hace la pregunta de nuevo, puedes dirigirlo a la respuesta escrita en lugar de contestar otra vez.

Si tu marido continúa haciendo una pregunta particular, a pesar de darle respuestas y confianza, trata de distraerlo cambiando de tema o abrazándolo. Además, cuando no hace preguntas, dale mucho amor y afecto. Al final (y quizá dure un tiempo) puede dejar de hacer la pregunta.

Perder las cosas

128. Mi madre, que tiene demencia pero aún vive sola, pierde continuamente su jubilación. Sin embargo, siempre la encuentra en alguna parte, por lo general, bajo una almohada o bajo la cama, pero fuera de la vista. ¿Qué se puede hacer?

Tu madre tiene demencia y es inevitable que pierda cosas. Al final, puede ser necesario que te encargues de la jubilación y de otros documentos importantes. Mientras tanto, es posible que descubras sus escondites favoritos. Es razonable arreglar un poder notarial permanente (ver la pregunta 192) si aún no lo has hecho.

129. A veces, mi padre pierde las llaves y se queda fuera del departamento. Quiere seguir viviendo solo a pesar de que tiene enfermedad de Alzheimer. ¿Qué puedo hacer?

Sería buena idea hacer varias copias de las llaves de tu padre y entonces poner un juego en un lugar seguro en su apartamento, conservar otro juego, e idealmente, dar un juego a un vecino servicial. No pongas el nombre de tu padre y la dirección en las llaves en caso de que un ladrón potencial las tome.

130. Mi madre frecuentemente pierde cosas y después me acusa a mí o a la servidumbre de robarlas. ¿Cómo debo responder y enfrentar estas acusaciones?

Por lo general, no debes tomar esas acusaciones muy en serio. La pérdida de memoria de tu madre aumenta la probabilidad que extravíe las cosas. Como sus cosas a menudo se "pierden", bien podría crear sus propios escondites seguros. Por desgracia, también olvidará esos escondites, con lo que el problema empeorará.

Por lo general, no tiene sentido contradecir las acusaciones de este tipo. Corres el riesgo de entrar en una discusión con tu madre, que puede hacer que se disguste más. Es mejor tratar de encontrar el objeto en cuestión y darle la seguridad de que sabes dónde está el artículo perdido. Trata de descubrir los escondites que pueda tener. Ten reemplazos de artículos importantes, como anteojos y llaves. Trata de tener el hábito de revisar los botes de basura antes de vaciarlos.

Trata de asegurarte que la servidumbre de tu madre, los amigos y los vecinos comprenden la razón de la conducta de tu madre de manera que no se enfaden.

Es importante tener en mente que en ocasiones puede haber razón para las acusaciones de robo que hacen las personas con demencia. Si las acusaciones de tu madre se relacionan con bolsas o dinero en alguna forma, siempre debes investigar tan a fondo como sea posible. Trata de minimizar su necesidad de tener efectivo u objetos de valor en la casa, reduciendo así la posibilidad de robo por extraños.

Dependiendo de la personalidad de tu madre, es posible que te tengas que preparar para un aumento de estas acusaciones. Algunas personas parecen ser naturalmente más suspicaces que otras y la demencia puede exagerar estas características de la personalidad. A veces, los medicamentos pueden ayudar con este problema. El médico general te asesorará según sea necesario.

Falta de reconocimiento

131. A veces, en las noches, mi marido me ve y me dice cuándo me voy. Luego me entrega el teléfono y dice: "Dile a mi esposa que vuelva a casa para que tú te puedas ir a la tuya". ¿Qué puedo hacer?

Ésta puede ser un suceso muy perturbador. Esta conducta se relaciona con la mala memoria de tu marido y su inhabilidad para reconocerte. Se está acordando de cómo eras en una etapa anterior de su vida. Lo mejor que puedes hacer es darle un abrazo y recordarle quién eres. Después trata de distraerlo, quizá llevándolo a la cocina para hacer una taza de té o alguna otra actividad que ambos disfruten.

132. Mi esposa a menudo me dice "¿cuándo me vas a llevar a la casa?". Después guarda algunos objetos en su bolsa: fotografías, adornos, etc. ¿Cómo le puedo explicar que ésta es su casa?

Casa puede significar muchas cosas. Puede significar la casa de la infancia que tu esposa aún recuerda como un lugar de seguridad, calor y familiaridad. A las personas con demencia les puede resultar difícil relacionarse con su medio ambiente. Cuando miran a su alrededor es posible que no reconozcan nada y esto puede hacer que se sientan muy inseguros o perturbados. Es necesario que abraces y le des seguridad. Dile que éste es su hogar, que todo está bien y que tú la estás cuidando. Es mejor no entrar en discusión con ella. Si está convencida de que no está en su hogar, puedes intentar sacarla a dar un paseo con su bolsa y después volver al hogar y ayudarla a desempacar.

Alucinaciones

133. Mi madre, que tiene enfermedad de Alzheimer, parece tener alucinaciones. Sostiene conversaciones cuando no hay nadie con quien hablar y ve cosas que no existen. A veces, se asusta y se perturba mucho. ¿Cómo puedo responderle?

Las alucinaciones (en las que la persona ve, escucha o siente la presencia de alguien o algo que no está ahí) son un síntoma muy común en la enfermedad de Alzheimer. No es sorprendente que tu madre se asuste y se perturbe a veces porque las alucinaciones pueden parecer muy reales.

Si tu madre se trastorna mucho con una alucinación, ofrécele seguridad y comodidad física dándole un abrazo o sosteniendo su mano. No finjas que el contenido de su alucinación es real, pero tampoco discutas al respecto. Manténte tan tranquilo como sea posible e intenta distraerla suavemente, quizá ofreciéndole una bebida o atrayendo su atención a algo distinto en la habitación. Por fortuna, incluso las alucinaciones recurrentes duran sólo unos cuantos días o semanas y luego se olvidan.

A veces, las alucinaciones se asocian a mala visión, de manera que puede valer la pena llevar a tu madre con un optometrista para que revise sus ojos. También es probable que ayude mantener las habitaciones bien iluminadas para que tu madre no interprete mal lo que ve. También sería razonable hablar con el médico. A veces, el tratamiento médico es útil (ver la pregunta 230) o puede ser necesario ajustar algunos medicamentos que pueden causar alucinaciones como efecto secundario.

Inquietud y agitación

134. Mi marido, que tiene enfermedad de Alzheimer, tiene ataques repentinos de inquietud y me siento desesperada respecto a cómo hacer frente esto. ¿A qué se debe y cómo lo debo manejar?

La inquietud es una característica muy común de la enfermedad de Alzheimer. Puede hacer que la persona afectada esté muy agitada y a veces causa que tienda a vagar (ver la pregunta 120). La inquietud puede tener gran número de causas y algunas de ellas se pueden evitar.

Si la inquietud se presenta de repente, puede deberse a dolor o incomodidad. El dolor de dientes es una causa común de sufrimiento, que siempre se debe investigar y tratar. Los problemas digestivos, como la indigestión y el estreñimiento, también son causa común de dolor o incomodidad, pero a menudo se pueden evitar si se presta atención a la dieta (ver la pregunta 90). La incomodidad causada por tener la vejiga llena es una causa muy común de inquietud, así que vale la pena asegurarse de que tu marido visite el baño con frecuencia. Si tiene dificultad al orinar, puede tener una infección del tracto urinario que necesite atención médica.

Casi cualquier medicamento que esté empleando tu marido puede causar inquietud. Por lo tanto, debes verificar con el médico si se debe reducir o detener la administración de algún medicamento. Las bebidas con cafeína, como el café o el té, también pueden causar o empeorar la inquietud y la agitación.

Otra posibilidad es que la inquietud de tu marido se deba a aburrimiento, y en ese caso, podría ayudar que le encuentres más actividades (ver ideas en el Capítulo 5). A menudo, se pueden aliviar los ataques repentinos de inquietud saliendo a dar un paseo o a hacer alguna otra forma de ejercicio.

Si no funciona ninguna de estas sugerencias, puede significar que tu marido se siente ansioso y molesto. En este caso, podría ayudar abrazarlo o sentarse con él por un rato, quizá agarrando su mano o leyéndole.

135. Vivo con mi hermana mayor, a la que acaban de diagnosticar enfermedad de Alzheimer, y la cuido. A menudo, se encuentra muy agitada, en especial en las tardes. El médico no ha podido encontrar alguna causa especial. No cree que los medicamentos la ayudarían. ¿Qué puedo hacer para calmar a mi hermana?

Aunque la agitación puede tener una amplia gama de causas (incluyendo las que se dieron en la respuesta anterior como causas de inquietud), a veces sucede como parte inexplicable de la enfermedad.

Puedes tranquilizar a tu hermana si contestas con calma y suavidad a su agitación, aunque esto te parecerá desgastador. A veces, puede ayudar que se le dé algo simple pero útil para hacer, como ir a mandar por correo una carta contigo. Es claro que debes evitar cualquier actividad complicada cuando se encuentra agitada. A menudo, con el tiempo, la agitación produce un estado de ánimo de vacío y aceptación pasiva.

136. Mi anciana madre, que tiene demencia y vive con nosotros, a veces tiene ataques de gritos. ¿Por qué sucede y qué puedo hacer al respecto?

A menudo, las personas con demencia tienen una fase de ataques de gritos. Lo primero que debes hacer es pedir al médico de tu esposa que verifique cualquier posible razón física para que grite, como dolor o estreñimiento. Puede ayudar al médico si te das cuenta de algún patrón en esta situación, por ejemplo, ¿es cercano a las comidas?

Si no se encuentra una causa física, es probable que tu madre sólo se sienta desconcertada. Trata de mantenerte calmado, abrázala seguido y haz que se sienta amada y con apoyo. Si continúa gritando, puede necesitar que el médico administre una pequeña cantidad de sedantes, así como mucho consuelo para ti. Por lo general, esta penosa fase termina y se puede detener el empleo de sedantes.

137. He notado que mi marido se trastorna mucho más al final del día, justo cuando me siento muy cansada. ¿Qué puedo hacer para calmarlo?

El mejor consejo es tratar de mantener bastante tranquilidad en las tardes. Alienta a los visitantes a venir temprano durante el día, de ser posible, cuando lo cansen o perturben menos. Si por lo general le das un baño en la noche, trata de cambiarlo a la mañana. Es posible que tu marido se dé cuenta de cuándo estás cansada y esto afecta la forma en que actúa. De ser posible, trata de encontrar formas en que puedas tener algo de descanso en un momento anterior del día.

Enojo y agresión

138. Cuando trato de explicar a mi esposa que ha hecho o dicho algo equivocado, se pone muy a la defensiva, se enoja, me culpa y me dice que me vaya, lo cual me parece muy perturbador. ¿Qué puedo hacer?

No es sorprendente que encuentres esto perturbador. Sin embargo, debes tener en mente que los problemas de tu esposa se deben a la enfermedad. No puede evitar hacer o decir algo equivocado. Después de cometer el error, puede querer ocultarlo o no tener recuerdo alguno de lo que hizo. En cualquier caso, sería mejor que evitaras atraer la atención a los errores de tu esposa y mantenerte lo más calmado posible. Es probable que cualquier tipo de conflicto cause aflicción tanto a ti como a tu esposa.

139. A veces, creo que mi padre debe odiarme de verdad. Tiene enfermedad de Alzheimer y me he mudado a su casa. Quiero dedicarme a cuidarlo pero se enoja mucho conmigo y dice cosas terribles. ¿Qué estaré haciendo mal?

Aunque es natural que te culpes, es muy importante que comprendas que en realidad el enojo de tu padre no está dirigido a ti. No estás causando su enojo, éste es parte de su enfermedad.

Es común que las personas con enfermedad de Alzheimer pasen a través de una fase de estar enojados y, a veces, agresivos.

Aunque esta fase de enojo pasará, puede ayudarte, mientras tanto, considerar algunas de las cosas que pueden estar provocando el enojo de tu padre.

Existen muchas posibles razones de que tu padre se sienta tan enojado. Por ejemplo, es posible que no le guste que se le obligue a aceptar ayuda para hacer algo que solía hacer por sí mismo, como lavarse. También es posible que se sienta frustrado simplemente porque es incapaz de llevar a cabo ciertas acciones. Otra posibilidad es que tu padre esté desconcertado y preocupado porque ya no comprende lo que sucede a su alrededor. También es posible que esté sólo aburrido o que tenga un exceso de energía. A veces, el hambre, la necesidad de orinar o el estreñimiento puede causar una conducta destructiva. Si los arranques de ira acaban de empezar recientemente, pueden deberse a una infección o a dolor. Una vez que seas capaz de identificar algunos aspectos que hacen que tu padre se enoje, podrás reducir el número de ataques de ira.

140. Mi marido, que tiene enfermedad de Alzheimer, a menudo se enoja y me golpea; antes no lo hacía. ¿Qué puedo hacer para calmar la situación?

Es importante recordar que el enojo de tu esposo no está dirigido directamente a ti, es parte de la enfermedad (ver la respuesta anterior). Es posible que tú también te enojes e incluso quieras devolver el golpe. Sin embargo, es muy probable que esto empeore la situación. Cuando suceda, trata de mantenerte calmada. Si puedes arreglártelas para distraerlo, es probable que olvide muy rápido por qué estaba tan enojado. Si piensas que estás en algún peligro, sería razonable abandonar la habitación por un rato. También puedes querer hablarle a un amigo o vecino.

Bajo ciertas circunstancias, los medicamentos antipsicóticos, como la risperidona, pueden ayudar a calmar a tu marido. Debes hablar con el médico sobre los beneficios e inconvenientes de los medicamentos de este tipo (ver también la pregunta 230).

Sobre todo, trata de no descorazonarte o frustrarte por el cuidado que estás dando a tu marido. Esta penosa fase siempre pasa después de un tiempo. Cuando tu marido está calmado, dale mucho amor y afecto.

141. Mi madre tiene demencia. Nunca acostumbraba maldecir pero ahora lo hace todo el tiempo. No importa quién está presente. ¿Qué puedo hacer?

Es probable que te sorprenda incluso que tu madre conozca las palabras que usa. El hecho es que la mayoría de nosotros conocemos estas palabras pero por lo general no las empleamos en nuestra conversación. El cerebro normal tiene un mecanismo interno que nos indica la diferencia entre conducta y lenguaje apropiados e inapropiados. Cuando la demencia u otra enfermedad afecta ciertas áreas del cerebro, este mecanismo se daña. Maldecir puede ser la única forma en que tu madre puede expresar enojo, ansiedad, dolor o incomodidad.

Puede serte útil pedir a un profesional de la salud que te ayude a descubrir si existe alguna situación especial que parezca causar las malas palabras en tu madre. Entonces podrás ayudarla a evitar esas situaciones.

Conducta sexual

142. ¿Es común que las personas con demencia exhiban una conducta sexual extraña?

Las personas con demencia, tanto mujeres como hombres, a veces exhiben una conducta sexual inapropiada, aunque no es común. Tal conducta puede incluir desvestirse en público, acariciarse los genitales o tocar a alguien en una forma inapropiada. La mejor manera de responder es tratar de no reaccionar en exceso y recordar que su conducta se debe a la enfermedad. Luego, con calma y tranquilidad, tratar de distraer a la persona y animarla en alguna otra actividad.

143. Mi marido, que tiene enfermedad de Alzheimer, quiere tener sexo conmigo mucho más de lo que acostumbraba. No puedo manejar sus excesivas demandas de sexo y todo esto me parece muy penoso. A veces, quiero reaccionar durmiendo en una cama separada. ¿Qué debo hacer?

Es muy comprensible que te sientas perturbada. Puedes sentirte mejor si recuerdas que el cambio de conducta sexual de tu marido es parte de su enfermedad. Es probable que tu marido no recuerde que acaba de tener sexo contigo y es por eso que quiere comenzar de nuevo.

Si tu marido se enoja cuando lo rechazas, es probable que sea mejor que te mantengas fuera de su alcance hasta que se le pase o se vaya a dormir. Esto podría significar dormir en camas separadas a veces. Si quieres que duerman separados de forma permanente es una decisión difícil. Es probable que te sea útil hablar con alguien que se ha entrenado para ayudar a enfrentar problemas sexuales. Las personas que podrían ayudar son enfermeras geriátricas y consejeros que se especializan en problemas sexuales.

Actitudes de otras personas

144. Vivimos en un departamento y mi marido, que tiene demencia, a veces es ruidoso y molesto, en especial en la noche. Me siento muy avergonzada y turbada. ¿Qué le debo decir a nuestros vecinos?

Puede necesitarse de algo de valor, pero encontrarás que es más fácil de manejar a largo plazo si te disculpas con tus vecinos y también les dices que tu marido tiene demencia y que no puede evitar hacer ruido a veces. Si tus vecinos nunca han oído hablar de demencia, puedes tener que explicarles que es un trastorno físico del cerebro que afecta la memoria, el lenguaje y la comprensión de una persona.

145. Mi padre, que tiene demencia, ahora vive con nosotros y me da gusto poder cuidarlo. Sin embargo, mi hijo de nueve años ya no trae sus amigos a la casa porque se avergüenza de la conducta de su abuelo, esto me causa mucha tristeza. ¿Qué puedo hacer?

Debes hablar con tu hijo al respecto. Le puede ayudar un folleto llamado "¡Soy yo, abuela, soy yo!", producido por la Sociedad de la Enfermedad de Alzheimer. Anima a tu hijo a decir a sus amigos de la enfermedad de su abuelo. Con tu apoyo, tu hijo pronto podrá llevar a sus amigos a casa, presentarlos a su abuelo y después, quizás, ir a su habitación a jugar.

8

Emociones de los cuidadores

Introducción

Cuidar a una persona puede ser una carga pesada. Tú puedes tener problemas físicos y de salud propios. Puedes estar cansado por la falta de sueño o por la constante necesidad de prestar atención a otra persona. Puedes tener preocupaciones por problemas financieros o por cuánto tiempo podrás hacer frente a la situación; o simplemente querer un respiro. Tus necesidades son tan importantes como las necesidades de la persona que cuidas. Tienes derecho a la salud y el descanso, a tener tiempo libre y a dejar de cuidar si así lo deseas. Podrás cuidar mejor a otra persona si también tú te cuidas.

Apoyo emocional

146. Desde que mi esposa se enfermó, la mayoría de nuestros amigos han dejado de visitarnos. ¿Cómo puedo persuadir a la gente de que la enfermedad de Alzheimer no es contagiosa y que mi esposa necesita amigos y visitantes?

Es un viejo cliché que en momentos de problemas averiguas quiénes son tus verdaderos amigos, pero es probable que tus amigos no hayan dejado de interesarse o preocuparse por ti. Es sólo que no saben cómo reaccionar ante el cambio en tu vida y la de tu esposa.

Trata de hablar directamente con las personas que han sido amigos más íntimos de tu esposa y tuyos. Háblales por teléfono o ve a visitarlos y explícales la enfermedad. Déjales saber que no has cambiado, y que tú y tu esposa necesitan aún más de compañía. Si son verdaderos amigos, los apoyarán tanto a ti como a tu esposa.

Como cuidador es seguro que necesitas de todos los amigos que puedas encontrar. Trata de tener descansos en el cuidado para mantener tu antigua vida social, ir a bares, jugar golf, ir al cine, lo que sea que disfrutes. Necesitas dedicar tiempo y espacio para tus propios intereses y actividades.

Muchos cuidadores encuentran que hacen amigos nuevos si se unen a un grupo de apoyo para cuidadores o a sucursales de la Sociedad para la Enfermedad de Alzheimer. Es seguro que existen personas que comprenden tu necesidad de compañía. En algunos lugares, existen esquemas de visita, en que un voluntario vendrá a visitarlos a ti y a tu esposa en forma regular.

147. A veces me siento sola. Como si sólo existiéramos yo y mi esposo en todo el mundo. Tiene demencia. No necesito ayuda, solo a alguien con quien hablar. ¿Qué puedo hacer?

Tener a alguien con quien hablar puede ser una gran ayuda para los cuidadores. Muchas personas encuentran que es mucho más fácil arreglárselas si pueden compartir sus sentimientos y experiencias.

Hay gran cantidad de maneras diferentes en que puedes ponerte en contacto con personas que te escucharán y comprenderán.

En algunas zonas, existen esquemas de amistad que arreglarán que alguien te visite en tu casa. Si quieres salir de la casa, es probable que encuentres un grupo de cuidadores que se reúna regularmente en algún lugar no lejano a donde vives.

148. Soy homosexual y cuido a mi compañero de veinte años, el cual tiene demencia. Voy a un grupo de cuidadores pero no me siento muy bienvenido. No es que no sean amables, pero sé que no creen que mi relación sea la misma que la de ellos o que mi dolor sea tan real. ¿Existe algún lugar del que pueda obtener ayuda de personas que en realidad me comprendan?

Algunos grupos de cuidadores son mejores que otros para hacer que la gente se sienta bienvenida. Es una lástima que no te ayudara el grupo al que fuiste ya que tu experiencia como cuidador es la misma que la de todos los demás y tus sentimientos igual de importantes.

Muchas ciudades tienen grupos para cuidadores homosexuales. La mayoría de ellos se concentran en cuidar a personas con SIDA, algunas de las cuales contraen demencia. Puedes encontrar que uno de esos grupos es apropiado para tus necesidades.

Pérdida y desesperanza

149. A veces tengo una terrible sensación de pérdida y desesperanza ahora que mi marido tiene enfermedad de

Alzheimer. Hace que quiera sentarme y rendirme. ¿Cómo puedo encontrar ayuda para mis sentimientos?

Empezaste a ayudarte cuando admitiste lo abrumadores que son estos sentimientos. Conforme avanza la enfermedad de Alzheimer, la enfermedad nos roba la persona que solíamos conocer; puedes sentir una gran pérdida de camaradería. En muchas formas es como lamentar la muerte de alguien que aún está vivo.

El pesar es común entre las personas que cuidan a alguien con una enfermedad de larga duración. Puedes tener cambios entre esperanza y desesperanza al pensar que tu marido puede mejorar y después saber que no será así.

No temas estos sentimientos, son reales y naturales. Trata de concentrarte en las pequeñas acciones que puedes realizar para hacer que la vida sea tan placentera como sea posible para tu marido, y busca las partes de su personalidad que aún están ahí.

Siempre es útil encontrar a alguien con quien hablar. Comparte tus sentimientos con la familia y los amigos, únete a un grupo de cuidadores o habla con un trabajador social, una enfermera geriátrica o con el encargado del contacto con los cuidadores de la Sociedad para la Enfermedad de Alzheimer.

150. Mi padre ha tenido enfermedad de Alzheimer por seis años. Está muy inquieto y casi siempre afligido. Busca en la casa interminablemente a mi madre que ha estado muerta por cuatro años. Llora mucho. No puedo encontrar una forma para consolarlo. En la noche, cuando está dormido, pienso que podría asfixiarlo con la almohada y sería lo mejor para ambos. Sé que no es cierto pero me da miedo pensar que podría hacerlo. ¿Qué puedo hacer?

Este tipo de sentimientos no es raro. La demencia produce una terrible sensación de pérdida en todas las personas involucradas. Sientes una enorme pérdida por tu padre como una persona que en un tiempo te cuidó, él siente que toda su vida se le escapa y añora la seguridad del pasado que representa su esposa. Es muy penoso ver la aflicción de otra persona y no poder ayudar.

Debes hablar con alguien sobre tus sentimientos, quizá un miembro cercano de la familia, un amigo o alguna persona de la Sociedad para la Enfermedad de Alzheimer. Tus sentimientos y miedos no son algo de lo que te debas avergonzar. Trata de tener más descansos sin cuidarlo. Habla con el médico o el trabajador social sobre la forma de reducir la ansiedad de tu padre. Asegúrate de lo dura que te parece la situación e insiste en tener el apoyo apropiado y los periodos de tregua (ver la pregunta 176). No debes asumir esta carga solo.

Enojo y amargura

151. ¿Es normal que me enoje y pierda la paciencia cuando mi madre repite lo mismo interminablemente? ¿Se supone que todos los cuidadores son santos?

No, no tienes que ser un santo y tampoco los son los demás cuidadores. Eres una persona común haciendo lo máximo posible en una tarea muy difícil. La conducta repetitiva (como hacer interminablemente las mismas preguntas, gritar o esconder cosas) es común en personas con demencia y puede ser en extremo irritante. No es sorprendente que a veces pierdas la paciencia y sientas que sólo un santo podría seguir adelante.

Quizá perder la paciencia no sea bueno para ti y es seguro que no ayudará a tu madre. Trata de comprender la conducta de tu madre y de detenerla o reducirla (ver las sugerencias en el Capítulo 7). Si sientes que vas a perder la paciencia, trata de ir a otra habitación o al jardín. Quizá puedas gritar o llorar allí, o tan solo respirar profundamente y calmarte.

No tienes que resolver esos problemas solo. Existen asociaciones a las que puedes hablar. Lo mejor es tratar de recibir consejos del médico o de una enfermera geriátrica (ver la pregunta 173) sobre la forma de hacer frente a la conducta repetitiva de tu madre. También asegúrate de tener periodos de tregua regulares (ver la pregunta 176).

152. Mi marido sigue perdiéndose y lo trae de regreso la policía. Me enojo mucho y a menudo termino gritándole. Sé que esto no es bueno para ninguno de los dos. ¿Qué debo hacer?

Es muy natural enojarse en esas circunstancias. El enojo es una reacción común después de la preocupación. Es probable que te enojes con tu marido porque estabas preocupada por él, temiendo que le sucediera algo terrible. Tienes que decirte que tu marido no puede evitarlo. Perderse es muy común en personas con demencia (también ver la pregunta 120). Es probable que siempre que regresen a tu esposo a la casa esté confundido y asustado. En lugar de estar enojado con él, debes hacer un esfuerzo por calmarlo, consolarlo y devolverlo a la rutina familiar.

153. Mi marido me sigue de cuarto en cuarto, incluso cuando voy al baño y se queda detrás de la puerta. Siento que no tengo espacio para mí y esto causa que me sienta muy tensa y propensa a perder la paciencia con él. ¿Qué puedo hacer?

Tu marido te está siguiendo a todos lados porque se siente inseguro. Es probable que piense que no vas a volver y eso hace que se sienta muy infeliz.

Siempre que dejas una habitación es importante tratar de tranquilizar a tu marido indicándole que volverás en unos cuantos minutos. Sin embargo, para conseguir más tiempo libre, sería buena idea pedirle a un amigo o vecino que se siente con tu marido algunas veces. Es posible que esto te ayude a sentirte más relajada y puede facilitarte el manejar la conducta pegajosa de tu marido cuando vuelvas.

154. No me importa cuidar a mi madre, que tiene enfermedad de Alzheimer y no puede arreglárselas sola, pero me siento muy amargada por mi hermano y su esposa. No quieren que se quede con ellos y nunca la vienen a visitar. He dejado mi trabajo así que vivimos con un ingreso, pero mi hermano no contribuye nada en lo financiero. Creo que la última vez que habló fue hace tres meses. ¿Qué puedo hacer al respecto?

La enfermedad de Alzheimer no afecta sólo a la persona que está enferma, afecta a toda la familia y a muchas relaciones sociales diferentes. A veces, un miembro de la familia, como tú, se encarga de todo el asunto, mientras que otros, como tu hermano, se alejan y pretenden que los problemas no son su responsabilidad. A menudo, esto causa amargura y peleas familiares.

Si es posible que te las arregles para hablar con tu hermano, debes hacerlo. Pídele que los visite y trata de hacer que enfrente el compartir la responsabilidad. Puede ser que sólo tenga miedo de hacerlo, que sienta que tú te preocupas más que él o que no pueda aceptar la enfermedad de tu madre.

Si no puedes encontrar una forma para que participe tu hermano, será mejor que busques ayuda en otra parte. Asegúrate de tener todos los descansos y cuidados de respiro (pregunta 176) que necesites. Pide al trabajador social que te ayude con cualquier prestación que puedas reclamar (ver también la pregunta 197). Si en realidad te cuidas tú misma, puedes sentirte menos tensa y menos amargada respecto a tu hermano.

Sentimientos sexuales

155. Mi marido, que tiene enfermedad de Alzheimer, parece haber perdido todo interés en tener relaciones sexuales conmigo. Me hace falta este aspecto de la vida y me siento muy culpable por sentirme así. ¿Qué puedo hacer?

Es muy natural que te sientas de esta forma, todos tenemos una necesidad que dura toda la vida de que nos amen y toquen, y la sexualidad es una parte normal de la vida de adulto. Un abrazo y sostener a la persona podría ser mutuamente satisfactorio y te permitirá saber si tu marido puede o tiene la inclinación a una mayor intimidad. La paciencia puede dar dividendos. La condición de tu marido puede variar de tiempo en tiempo y pueden haber días en que tenga mayor inclinación sexual que en otros.

En esta situación, algunas personas encuentran otras salidas sexuales, por ejemplo, la masturbación o una relación extramarital.

Culpabilidad

156. Mi esposa ha tenido enfermedad de Alzheimer por ocho años y me siento agotado a pesar de todo el apoyo que he recibido. Sé que debo considerar enviarla a un asilo pero no sé como voy a hacer frente a la culpabilidad de dejar de cuidarla. ¿Puedes aconsejarme?

Has cuidado a tu esposa por mucho tiempo, además, la has amado y la conoces mejor que todos los demás. Estoy seguro que siempre creíste que podrías continuar cuidándola indefinidamente. Por desgracia, cuidar a alguien con enfermedad de Alzheimer se vuelve una ocupación de 24 horas y no es normal que una persona continúe cuidando a alguien sin relevo. Espero que ya hayas recibido auxilio de los servicios de salud, los servicios sociales y de la Sociedad para la Enfermedad de Alzheimer. Sin embargo, llega un momento en que los breves periodos de descanso no proporcionan suficiente alivio.

Debes tratar de visitar algunos asilos y después introducir a tu esposa gradualmente en uno de ellos, haciendo que se quede por cortos periodos. Muchos asilos están preparados para hacer esto, y de esta forma el personal puede conocerla. Si se queda ahí permanentemente, debe ser posible que continúes cuidando a tu esposa ayudándola en las comidas y a bañarse. Puedes distraerla, sacarla a pasear y continuar contribuyendo mucho a su vida. Al mismo tiempo, proporcionarás al personal del asilo mucha ayuda. Los asilos tienen una gran falta de personal y, si discutes cómo puedes ayudar mejor al asilo, puede ser de gran ayuda para aliviar la culpabilidad que sientes. Después de todo, estoy seguro que sientes que tu esposa no hubiera querido que arriesgaras tu salud cuidándola.

157. Desde que puse a mi madre en un asilo de cuidados médicos me he sentido muy culpable. Era imposible cuidarla en la casa pues tenemos dos niños chicos. Pero no puedo olvidar su angustia por el cambio. ¿Hice mal?

La decisión de mudar a alguien que amas a un asilo es a menudo una de las decisiones más difíciles y dolorosas que los cuidadores tienen que tomar.

Tú tienes muchas responsabilidades con tus hijos y con tu marido, además de con tu madre. A veces no es posible que las personas equilibren sus diversas responsabilidades y se deben tomar decisiones difíciles. Otras, deben tener preferencia tus necesidades. En ocasiones, las necesidades de la persona que amas son tan complejas que no puedes proporcionar un cuidado apropiado en la casa.

Sentirte culpable no te ayudará ni ayudará a tu madre. Enfrenta la decisión y piensa en las ventajas para ti, para tu madre y para tu familia. Trata de concentrarte en el cuidado positivo que tu madre recibe en el asilo. Visítala con la mayor frecuencia posible y anima a otros miembros de la familia y amigos a visitarla también. Asegúrate de que sepa que no la has olvidado y que tú y tu familia aún la aman. Lleva a los niños contigo si puedes.

9

Encontrar ayuda

Introducción

No siempre es fácil encontrar la ayuda que se necesita cuando una persona tiene enfermedad de Alzheimer u otra demencia. Existe una amplia variedad de consejos e informaciones, servicios y apoyo, pero puede ser difícil encontrar el camino entre las diferentes organizaciones y agencias que los proporcionan. Los tres contactos principales son el médico general de la persona con demencia, la seguridad social y la Sociedad para la Enfermedad de Alzheimer. Este capítulo contesta las preguntas comunes respecto a los tipos de ayuda y cómo conseguirla.

Fuentes de ayuda e información

158. ¿Adónde me puedo dirigir para encontrar ayuda e información?

No estás solo, muchas personas y organizaciones, profesionales y voluntarias, pueden ayudar a que tu labor de cuidado sea más sencilla. No temas hacer preguntas.

La Sociedad para la Enfermedad de Alzheimer tiene un servicio nacional de información y muchos grupos locales. La oficina local te explicará los servicios locales. También tendrá como miembros muchos cuidadores que comprenderán tus preocupaciones y problemas y te podrán ayudar.

Los grupos de apoyo ayudan a todo tipo de cuidadores. Se pueden recibir consejos de expertos para prestaciones y asuntos financieros.

Si se le pide al departamento de seguridad social, llevará a cabo valoraciones de la persona que estás cuidando (ver la pregunta 162). Tu médico general o el especialista del hospital te aconsejará sobre los servicios de salud.

159. ¿Existen cursos de entrenamiento para personas que cuidan a alguien con demencia?

Existen muchas oportunidades para cuidadores que son miembros de la familia para que aprendan sobre la demencia y cómo cuidar a alguien que la tiene. La Sociedad para la Enfermedad de Alzheimer y los grupos de cuidadores a menudo tienen conferenciantes y pueden tener sesiones prácticas sobre temas como conducta difícil, aspectos de seguridad o levantar personas. En algunas áreas, la seguridad social dirige cursos más formales para ayudar a los cuidadores en su tarea. También se presentan muchas conferencias para cuidadores que se organizan en el ámbito local y nacional. Puedes averiguar todo al respecto en la Sociedad para la Enfermedad de Alzheimer.

Necesidades espirituales

160. Mi marido y yo siempre hemos ido a la iglesia los domingos. Aunque en la actualidad no comprende mucho, aún parece disfrutar de los servicios y beneficiarse de ellos. Sin embargo, me preocupan las demás personas ya que hace ruidos molestos. ¿Cómo podemos satisfacer las necesidades espirituales de personas con demencia?

Si tienes fe religiosa, creerás que la persona con demencia retiene intacta su dimensión espiritual, a pesar de la enfermedad. Por lo tanto, es correcto tratar de satisfacer sus necesidades espirituales. El ritual de servicios religiosos familiares puede ser muy útil y tranquilizador para una persona con demencia y se debe dar la oportunidad a la persona de asistir a su lugar de adoración durante todo el tiempo en que pueda hacerlo. Es probable que el clérigo y los miembros de la congregación sean muy tolerantes y útiles si les explicas la situación.

Cuando alguien con demencia ya no puede salir, el clérigo lo visitará en su hogar y orará por él o le dará los sacramentos apropiados.

Cuidados comunitarios

161. ¿Qué son los "cuidados comunitarios" y cómo los obtengo?

Cuidados comunitarios es un término general para los servicios que se proporcionan para ayudar a personas con enfermedades o incapacidades para continuar viviendo en su propia casa. La política de cuidados comunitarios también alienta la formación de casas protegidas y los asilos residenciales geriátricos y de cuidados dentro de la "comunidad".

La diversidad y nivel de los servicios varía en gran medida de un área a otra. Las limitaciones financieras a veces significan que no es posible que alguien reciba apoyo en su casa. Las autoridades locales no tienen la obligación legal de proporcionar servicios comunitarios si cuesta más que llevarlos a un asilo residencial o de cuidados prolongados, aunque a veces lo hacen.

Para obtener servicios que proporciona la seguridad social (como ayuda de enfermería o fisioterapia) debes preguntar al médico general o al especialista hospitalario de la persona enferma. Para obtener otros servicios, es necesario primero pedir una valoración por parte de la seguridad social. Después puedes preguntar qué deben y pueden proporcionar para satisfacer sus necesidades. (Ver en la pregunta 171 la información sobre servicios que pueden estar disponibles.)

162. ¿Qué es una "valoración" para los cuidados comunitarios?

La seguridad social organiza una valoración cuando se piensa que una persona puede necesitar cuidados comunitarios. Por lo general, un trabajador social o un terapeuta ocupacional lleva a cabo la valoración, la cual tomará en cuenta el punto de vista del médico general y de una enfermera geriátrica comunitaria (ver la pregunta 173) si hay una. Como cuidador o pariente cercano, también debes participar y contribuir ya que es posible que conozcas a la persona que están valorando mejor que nadie. Sin embargo, es la valoración de la persona, no la tuya, y no debes molestarte si no se te incluye en toda ella.

La valoración incluirá los informes de los diversos profesionales que han estado involucrados. También incluirá un cuestionario y necesitas estar seguro de que se llene en forma apropiada. Las personas con enfermedad de Alzheimer pueden no ser capaces de responder adecuadamente las preguntas y sería necesario que tú lo hicieras.

Después de que la valoración se ha llevado a cabo, la seguridad social discutirá contigo cuáles servicios están disponibles en tu área para satisfacer sus necesidades. Se debe nombrar un encargado de cuidados (ver la siguiente pregunta) para planear y vigilar un plan de cuidados para la persona que se ha valorado.

163. ¿Qué es un encargado de cuidados?

El encargado de cuidados es la persona, por lo general un trabajador social, que elabora y dirige un plan de cuidados para alguien al que se hizo una valoración de cuidados (ver la pregunta previa). El plan de cuidados establece los tipos de cuidados comunitarios que deben estar disponibles para satisfacer las necesidades de la persona que se valoró.

El encargado de cuidados es una persona importante con la que trabaja el cuidador para proporcionar el servicio a una persona con enfermedad de Alzheimer. Un buen encargado de cuidados apoyará y será una fuente útil de información y consejos.

El encargado de cuidados debe proporcionarte, como cuidador, una copia de la valoración, también del plan de cuidados y estar preparado para discutirlos contigo. Debe supervisar el plan de cuidados y hacer los cambios apropiados que satisfagan las cambiantes necesidades conforme avanza la enfermedad. Si no ves al encargado de cuidados en forma regular, debes ponerte en contacto con él siempre que sientas que han cambiado las necesidades de la persona que cuidas o si necesitas ayuda extra.

164. ¿Qué puedo hacer si no estoy de acuerdo con la valoración o con la cantidad de ayuda que ofrecen para mi padre que tiene demencia?

Si no estás de acuerdo con la valoración o con el plan de cuidados, debes discutir el problema con su encargado de cuidados. Si no puedes alcanzar un acuerdo con el encargado de cuidados de tu padre, debes seguir el procedimiento de quejas que rige a la seguridad social.

165. ¿Qué hay respecto a mí? Los cuidados de la comunidad parecen muy bien, pero parece que yo hago la mayor parte del trabajo de cuidar a mi madre, la cual tiene enfermedad de Alzheimer. ¿No se deberían considerar mis necesidades además de las de ella?

Si eres el principal cuidador, y si compartes la casa con tu madre o la vigilas en forma regular e importante, deberías solicitar ayuda a tu familia. Debes determinar si puedes continuar cuidando a la persona si lo deseas.

166. Mi madre tiene enfermedad de Alzheimer pero su médico general no es de gran ayuda. El médico dice que mi madre debe ir a un asilo. Mi padre quiere que mi madre permanezca en casa con él. Para que esto suceda, necesita mucha más ayuda. ¿Qué puedo hacer?

El primer paso es que pienses con cuidado si tu padre puede encargarse de tu madre y por cuánto tiempo. También necesitas pensar cuánta ayuda extra se necesitaría para que lo pudiera hacer.

La opinión del médico general es importante, pero depende de tu familia decidir junto con los servicios sociales qué es mejor. El médico general puede saber mucho sobre la salud de tu madre pero no puede decidir dónde se debe cuidar de ella. Debes pedir una valoración a los servicios sociales (o una reevaluación) de las necesidades de tu madre (ver la pregunta 162).

Si se toma la decisión de mantener a tu madre en casa y su médico general no está satisfecho al respecto, puedes querer encontrarle un médico general más comprensivo. Incluso así, es probable que debas empezar a pensar en el futuro cuando tu madre pueda estar mejor en un asilo de cuidados prolongados (ver el Capítulo 10).

167. Hace unos cuantos años, tuve un ataque de apoplejía ligero. Me dejó muy débil y un poco tambaleante. En la actualidad, mi esposa está confundida y el médico dice que es enfermedad de Alzheimer. Queremos seguir cuidándonos uno al otro pero me asusta el futuro. ¿Cómo puedo cuidarla si estoy incapacitado?

Existen dos opciones; la primera, serían cuidadores para ambos, remunerados, o familiares en su domicilio; y la segunda, un asilo con unidad de cuidados prolongados donde los atiendan terceras personas.

168. Quiero seguir cuidando a mi marido, el cual tiene demencia, pero la artritis está haciendo que mis piernas sean menos móviles de lo que solían ser. ¿Cambiarnos a un asilo resguardado hará que sea más fácil?

Depende del servicio que tenga el asilo. Si tiene servicios básicos sería de mucha ayuda para ambos y también que el asilo tenga personal capacitado para la demencia ya que se requiere de especialistas.

169. Mi vecino de junto, que vive solo, está cada vez más confuso. Trato de vigilarlo pero me preocupa la seguridad en su casa. ¿Qué sucede si deja abierto el gas? No parece tener parientes. ¿Con quién me debo poner en contacto?

Repórtalo a Desarrollo Integral de la Familia (DIF), y ellos se encargaran de hacer un estudio y determinarán qué hacer. En cuanto al gas, ve en la pregunta 115 lo que se puede hacer.

170. Mi padre, que tiene demencia, ya no puede arreglárselas solo pero se rehúsa a dejar su departamento. Un trabajador social me dijo que mi padre puede ser internado. ¿Qué significa?

Se le puede internar, es decir hacer que entre en una institución en que se le pueda cuidar, siempre y cuando se negocie con el paciente para su ingreso al asilo o fundación especializada en esta enfermedad, si tiene la capacidad de negociar; de no ser así, es necesario entrar dentro de su realidad y negociar con él.

Ser internado significa que vivirá en la fundación y que ahí se le atenderá en forma adecuada y se proporcionarán cuidados especiales que se harán basándose en un programa estipulado por un médico calificado.

Servicios para las personas en su casa

171. Diagnosticaron enfermedad de Alzheimer a mi esposa y me gustaría tratar de cuidarla en nuestra casa. ¿Qué tipo de servicios podríamos tener? ¿Tenderemos que pagarlos?

Los servicios varían de lugar a lugar, la persona puede continuar viviendo en su casa con la ayuda que se proporciona en algunos lugares y es posible que no pueda hacerlo en otros. Lo que deben pagar también depende de uno a otro lugar.

La seguridad social, ISSSTE, IMSS y DIF pueden proporcionar los siguientes servicios:

- cubrir gastos de atención médica
- medicamentos
- andaderas, bastones, muletas, prótesis o aparatos necesarios para su rehabilitación
- atención médica a domicilio

Esto no siempre es posible y puede ser necesario acudir a la Sociedad para la Enfermedad de Alzheimer, que tiene los siguientes servicios:

- orientación profesional multidisciplinaria en cualquier duda sobre enfermedad de Alzheimer y otras demencias
- asesoría profesional sobre el procedimiento para diagnosticar la enfermedad y sobre qué hacer ante problemas específicos del enfermo
- Centros de Día
- Grupos de apoyo

172. Mi esposa ha tenido enfermedad de Alzheimer por algún tiempo ya y estoy empezando a darme cuenta de que pronto voy a necesitar más ayuda para cuidarla. ¿Qué tipo de ayuda se puede obtener de la seguridad social y con quién debo hablar?

Se le hará un programa de terapia física con el propósito de mantenerlos activos y puede o no constar de un programa de actividades en las que participe.

173. ¿Hay algún tipo de enfermeras especializadas en Alzheimer que me podrían ayudar?

En algunas partes se pueden conseguir enfermeras geriátricas que están entrenadas para cuidar a personas de edad avanzada con demencia. Te puedes poner en contacto con ellas a través de la Sociedad para la Enfermedad de Alzheimer.

Cuidados de día

174. Me hace infeliz dejar a mi madre sola todo el día, cuando salgo a trabajar. Tiene enfermedad de Alzheimer. ¿Podría ir a un centro de día?

Algunas áreas tienen centros de día que proporcionan cuidados para personas con enfermedad de Alzheimer y otras demencias. Los dirige la Sociedad para la Enfermedad de Alzheimer.

Los centros de día pueden permitir que los cuidadores sigan trabajando o que tengan algún tiempo para ellos, mientras proporcionan a la persona con enfermedad de Alzheimer cuidados adecuados fuera de su casa. Sin embargo, es variable la calidad del centro de día. Antes de que tu madre empiece a asistir a un centro, asegúrate de que tenga habitaciones apropiadas, que el personal está bien entrenado, que tenga actividades interesantes y pertinentes (ver la pregunta 110) durante el día y que el alimento sea variado y agradable. El encargado debe darte información apropiada de lo que debes esperar y cómo quejarte.

Trata de evitar largos tiempos de viaje, más de una hora puede dejar a la persona confusa y cansada.

175. Mi hermana, que tiene demencia, se rehúsa a asistir a un centro de día. Yo tengo más de ochenta años y no puedo tenerla conmigo todo el día. ¿Sería posible que alguien viniera y ayudara a cuidarla en la casa?

Antes de que hagas otros arreglos, vale la pena averiguar por qué no le gusta el centro de día. Es posible, por ejemplo, que un cambio de transporte, de que la acompañes unas cuantas veces o un cambio en las actividades que le proporcionan en el centro, lo haría más aceptable.

Si en realidad no es posible que asista al centro de día, el cuidado en casa es una alternativa en algunos lugares. Vendrá a tu casa un cuidador y se encargará de la persona con demencia mientras descansas, vas de compras, visitas amigos, te arreglas el cabello o haces lo que quieras.

Por lo general, el cuidado se acuerda por parte de un día y se paga por horas. Asegúrate de que la agencia que emplees tenga personal bien entrenado que sepa de demencia.

Algunas agencias también sacan a las personas con demencia a dar un paseo en el parque, de visita o de compras.

Cuidados de respiro

176. ¿Qué son los cuidados de respiro y cómo los obtengo?

Los cuidados de respiro son para los cuidadores. Significa tener a alguien que vigile la persona que cuidas para que tengas un descanso, un respiro de cuidarla. El respiro es muy importante para ti y para la persona que cuidas. Si no tienes descanso o vacaciones, no podrás seguir adelante. Puedes investigar con el médico de la persona que cuidas o en la Sociedad para la Enfermedad de Alzheimer.

El cuidado de respiro puede ser de diversas formas. Por lo general, la persona con demencia irá a un hospital o asilo por una semana o dos. En algunas áreas se puede tener "respiro en la casa", lo cual significa que una persona va a tu casa por un tiempo para vigilar a la persona con demencia para que tú puedas tener un descanso. Los asilos privados también ofrecen a veces cuidados de respiro si tienen camas vacantes. Algunos incluso a un costo menor. No es una mala idea para probar un asilo que se puede necesitar en el futuro.

Las personas con demencia pueden encontrar difícil amoldarse al cuidado de respiro. Es necesario hacer pruebas y necesitas asegurarte que se comprenden bien las necesidades de la persona que cuidas. Puede ser difícil, pero recuerda que el respiro es en beneficio de ambos a largo plazo.

177. Tengo setenta años de edad y cuido a mi esposa, que tiene enfermedad de Alzheimer. Hace poco tuve gripa y no puede manejar todo. Por suerte, mi hermana vino y nos ayudó, cuidándonos a los dos. ¿Qué podía hacer si mi hermana no hubiera estado aquí?

No puedes cuidar a alguien si tu estás enfermo. De ser necesario, puedes usar un servicio de respiro de emergencia.

10

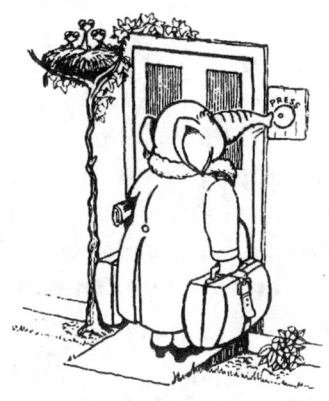

Asilos residenciales geriátricos y de cuidados prolongados

Introducción

La mayoría de las personas con enfermedad de Alzheimer y otras demencias a la larga necesitarán internarse en un asilo. Las exigencias de vigilar a alguien con demencia todos los días por largo tiempo llegan a ser excesivas para la mayoría de los familiares que los cuidan, sin importar qué tanto quieran a la persona enferma. Un asilo residencial o de enfermeras puede ser la mejor solución para todos. Este capítulo explica las diferencias entre los asilos. También proporciona consejos útiles sobre lo que se debe evaluar al buscar un asilo y cómo hacer la mudanza lo más fácil posible.

¿Es necesario un asilo?

178. Se dio de alta a mi marido, que tiene demencia, en un hospital porque tiene incontinencia y no puedo seguir cuidándolo en casa. Ahora el hospital dice que se debe enviar a un asilo de cuidados prolongados. Creo que lo cuidarían mejor en el hospital.

En la actualidad, son muy pocas las personas con demencia que se cuidan en un hospital. Por lo general, se da de alta a la persona en el hospital para valorarla y si necesita supervisión constante la envían a un asilo.

179. A mi tía, cuando estaba muriendo de cáncer, la cuidaron muy bien en un hospicio para ancianos. ¿Pueden cuidar los hospicios a personas con demencia?

El movimiento de los hospicios se inició para proporcionar cuidados especiales a personas que están muriendo. Han adquirido gran pericia en controlar el dolor y ayudar a la gente a controlar su muerte. Los hospicios para ancianos no son adecuados para personas con demencia, la mayor parte de sus conocimientos se enfocan a ayudar a pacientes a decidir por sí mismos y a encarar su enfermedad terminal. Al final de su vida, las personas con demencia no pueden actuar de esta forma.

Sin embargo, es verdad que los asilos de enfermeras que cuidan a personas con demencia al final de su vida, pueden aprender mucho de los hospicios. Respeto, dignidad, elección y aceptación de la muerte son valiosos para personas con demencia y para las personas que los aman. Los mejores médicos, enfermeras y cuidadores lo saben y se esfuerzan por proporcionar el tipo correcto de cuidado para las personas con demencia que están muriendo.

El personal de un buen asilo será capaz de indicarte cómo hacer frente a la muerte y el cuidado especial que proporciona al final de la vida.

180. No deseo enviar a mi marido con enfermedad de Alzheimer a un asilo tan pronto. Fue un infierno tenerlo en casa, ya que aún tengo niños viviendo allí, pero es horrible verlo en un asilo de cuidados prolongados. ¿No existe otra respuesta?

Es común sentir culpabilidad cuando alguien cercano a ti tiene que internarse en un asilo. Quizá sientas culpabilidad porque en un asilo el cuidado no va a ser tan personalizado y puedes sentir que estás defraudando a tu marido. Esto puede ser peor si te lo reprocha, quizá porque no comprende que no puedes controlarlo en tu casa.

La forma más importante de responder a los sentimientos de culpabilidad es reconocer cómo te sientes para que puedas tomar decisiones con claridad sobre el futuro y lo que es apropiado para toda la familia. También debes darte cuenta de que nada de lo que hiciste o dejaste de hacer causó la enfermedad. No puedes influir en el proceso de la enfermedad ni en el resultado final. Todo lo que puedes hacer es asegurarte que tu marido esté cómodo, seguro y razonablemente feliz.

Trata de asistir a un grupo de apoyo, puede sorprenderte cuántas personas se sienten como tú.

Fuentes de información

181. Creo que ha llegado el momento de buscar un asilo de cuidados prolongados para mi madre, la cual tiene demencia. ¿Cómo hago averiguaciones de los asilos de cuidados prolongados en el área en que vive?

Se puede investigar en los servicios de salud o en la Sociedad para la Enfermedad de Alzheimer. Tendrás que averiguar cuál es apropiado y también lo que tu madre puede pagar o lo que pagará la seguridad social. Puede consumir demasiado dinero visitar asilos y tratar de escoger uno bueno, pero vale la pena. También puedes preguntar a personas que conozcas si te pueden recomendar alguno. Es importante la planificación porque los asilos buenos están llenos y puede haber listas de espera. Los más apropiados son los de cuidados prolongados y los de residencia geriátrica.

Tipos de asilos

182. ¿Cuál es la diferencia entre los asilos residenciales geriátricos y de cuidados prolongados, y sólo los asilos de cuidados prolongados son apropiados para personas con demencia?

La principal diferencia entre asilos residenciales geriátricos y de cuidados prolongados, es que los primeros no necesitan tener enfermeras en el personal, mientras que los segundos deben emplear enfermeras calificadas y deben proporcionar servicios de enfermería las 24 horas.

No todas las personas con demencia necesitan estar en un asilo de cuidados intensivos. En general, los asilos residenciales cuidan a personas que son más activas y alertas, los ayudarán a lavarse, vestirse e ir al baño, además, por supuesto, proporciona comidas y actividades. A veces, un asilo residencial permitirá que una persona permanezca aunque tenga demencia o sea más débil. Sin embargo, tendrá menos cuidados.

Las personas con demencia que también tienen problemas físicos o de conducta graves, necesitarán el nivel de cuidados que proporciona el asilo de cuidados prolongados. También puede ser mejor que las personas que todavía no tienen esos problemas se dirijan directamente a un asilo de cuidados intensivos para evitar el cambio trastornante de tener que mudarse después. Muchas personas en los asilos de cuidados prolongados tienen demencia y algunos se especializan en ellos. Las personas con muchas dificultades en su cuidado necesitarán un asilo de cuidados prolongados especializado o un hospital.

183. ¿Quién da fondos, por lo general, a los asilos residenciales geriátricos y de cuidados prolongados y cómo se regulan?

Asistencia pública (DIF) regulada por el gobierno, asistencia privada, regulada por el gobierno y la junta de asistencia privada (JAP) y particulares, reguladas por la JAP, por la Secretaria de Comercio y Fomento Industrial (SECOFI) y Secretaria de Salubridad y Asistencia (SSA).

Escoger un asilo

184. Mi padre vive solo y tiene enfermedad de Alzheimer. Incluso con ayuda en la casa ya no puede arreglárselas por sí mismo. ¿Qué debo buscar cuando escoja un asilo para él?

Primero necesitas saber si el asilo acepta gente con demencia y se tienen conocimientos para cuidarlos. Te puede aconsejar tu médico o la Sociedad para la Enfermedad de Alzheimer. Cuando tengas algunos nombres y direcciones, puedes escribir o hablar por teléfono para averiguar el nivel de cuidados que proporcionan, los costos y si tiene lugar.

Si puedes, haz citas para visitar varios asilos antes de escoger uno. Incluso dos asilos que ofrecen los mismos servicios pueden tener una atmósfera diferente. Cuando tengas una lista corta de nombres, lleva a tu padre a visitarlos si es posible, después de todo, será su hogar y tiene derecho a escoger en la medida en que sea posible.

Escoger un asilo apropiado es un asunto de observar con cuidado y hacer muchas preguntas. Habla con el encargado y también con el personal. Trata de evaluar el conocimiento que tienen, en especial sobre las necesidades de las personas con demencia. También trata de hablar con los residentes y sus familias para averiguar qué piensan del cuidado.

Algunas preguntas para considerar son:

- ¿Dónde está situado el asilo?, ¿será fácil que lo visiten amigos y parientes?
- ¿Hay lugares a los que puede salir?, ¿se preparan salidas?
- ¿Tiene un jardín seguro para pasear?
- ¿El asilo es amistoso, atrayente y hogareño?
- ¿Está bien amueblado?
- ¿Tiene suficientes cuartos para los residentes?
- ¿Está limpio y huele bien? No debe haber olor a orina.
- ¿Cuál es la regla sobre fumar?
- ¿Se llevan a cabo actividades? ¿Cómo están acomodadas las sillas? ¿La televisión está prendida todo el día?
- ¿Tiene acceso para sillas de ruedas o estructuras para caminar? ¿Los baños están adaptados?
- ¿Tu padre puede tener un cuarto para él si lo prefiere?
- ¿Puede traer sus propios muebles y otras posesiones?
- ¿Pueden usar sus cuartos para estar a solas y el personal respeta su necesidad de privacía?
- ¿Tendrá su propio baño? ¿Tiene suficientes baños para todos los residentes?

- ¿El personal trata a la gente con tacto y respeto cuando la ayuda a bañarse o a ir al baño?
- ¿Cómo es la comida? ¿Es atractiva y nutritiva? ¿Se ofrecen opciones en la comida? ¿Provee dietas especiales? Lo que podemos comer y cuándo lo comemos es un factor importante para la calidad de vida.
- ¿Podrá comer tu padre en su cuarto si así lo desea?
- ¿Podrá comer a una hora distinta, o comer un bocadillo, como en su casa?
- ¿Cuáles son las disposiciones para cuidados médicos?
- ¿Tienen tratamiento dental y cuidado de uñas?

185. ¿El personal que administra un asilo de cuidados prolongados debe estar calificado? ¿Cómo puedo averiguar si está entrenado para hacer el trabajo?

Todos los asilos deben estar registrados y deben tener una enfermera calificada todo el tiempo, pero no es obligatorio que empleen personal calificado.

Cuando escojas un asilo, debes preguntar qué calificaciones tienen y qué se hace para entrenar al personal. También es útil saber si tienen terapeuta ocupacional como parte del personal o que acude con regularidad. El asilo debe tener su propio programa de entrenamiento para el personal de cuidados.

Puedes decir mucho de la forma en que actúa el personal. ¿Es sensible, tolerante y esmerado, además de eficiente, trabajador y capaz? El buen cuidado es un asunto de habilidad natural además de entrenamiento.

Cómo mudarse

186. Debe ser muy trastornante tener que cambiarse de tu casa a un asilo de cuidados prolongados. ¿Cuál es la

mejor forma de prepararse para hacerlo y arreglarlo de manera que mi madre se trastorne lo menos posible?

Buena planeación y preparación es la mejor forma de mantener al mínimo la aflicción cuando se mudan. A menudo, las personas se mudan a un asilo cuando se presenta una crisis y es la razón de que sea difícil para todos los involucrados. Es importante enfrentar por adelantado la probabilidad de que el cuidado de un asilo será necesario a la larga.

Encuentra los asilos apropiados en la zona y visítalos. Lleva a tu madre si es posible. Será su hogar, así que dentro de lo posible, debe escogerlo. Puede ayudar que tu madre vaya a un centro de día, quizá una vez a la semana o más por un tiempo, de manera que pueda darse cuenta si le gusta y se acostumbra a la gente.

Otra posibilidad es que tu madre aproveche el sistema de respiro y se quede por una semana, en ocasiones. Esto puede beneficiar a todos. Tu madre se familiarizará con la gente y el lugar, tú sabrás si le gusta o no y el personal averiguará sus necesidades. Una serie de visitas cortas de este tipo, como preparación para un movimiento permanente, también ayudarán a descubrir si el cuidado en el asilo es apropiado. No siempre es posible hacer estas preparaciones pero trata de asegurarte que tu madre visita diferentes asilos y hace su elección.

Puede ser útil si visitas a tu madre a menudo cuando acaba de mudarse al asilo, y trata de que sepa cuándo vas a regresar. También asegúrate que tenga con ella algunos de sus muebles y algunos objetos familiares, como fotografías.

Puede ser un momento doloroso y difícil para todos, pero si se maneja bien, dará seguridad a tu madre y la sensación de liberación para ti como su cuidador.

¿Privacía o compañía?

187. Me parece totalmente equivocado que mi hermana, la cual tiene enfermedad de Alzheimer, se encuentre en un cuarto para ella en el asilo. Apenas se puede comunicar y necesita compañía. Creo que se podría beneficiar de compartir un cuarto con otras personas.

Todas las personas son distintas, pero se cree que es mejor para la mayoría que tenga su propia cama, más que compartirla con un extraño. Tener tu propio cuarto significa que se puede mantener la privacía y la dignidad en todo momento, en especial cuando se realizan cuidados íntimos y tareas personales.

Tener tu propia habitación no debe significar que estás solo. Las personas deben dejar la cama y el personal debe hablar con ellas y hacer que participen dentro de lo posible en la vida del asilo. Si crees que dejan a tu hermana en cama por largos periodos, el asilo no la está cuidando muy bien. Debes hablar con el encargado si crees que es así.

Es obvio que a unas cuantas personas les gusta tanto la compañía que disfrutan estando con otros individuos todo el tiempo. A menudo, se proporcionan cuartos compartidos en los asilos, por lo general, a un costo menor, y si estás segura de que es lo que le gustaría a tu hermana, incluso si está enferma, debes poder arreglarlo.

Posibilidad de maltrato

188. Mi padre se encuentra en un asilo. Tiene demencia severa y debe ser difícil de manejar. Las últimas dos veces que lo he visitado, noté magulladuras en sus brazos. El

personal parece muy agradable pero me preocupa que alguien pueda estar pegándole. ¿Qué puedo hacer?

Las personas con demencia pueden tener magulladuras por diversas razones. Las personas de edad avanzada tienen piel frágil que se magulla con poca presión. Tu padre puede estar inseguro al caminar y chocar o caer. Puede tener un altercado con otro residente. Sin embargo, es posible el maltrato o el descuido por parte de un cuidador.

Si sospechas que se está tratando mal a tu padre en el asilo, tienes varias opciones. Primero, trata de revisar la mayor cantidad de la piel de tu padre (puedes decir que quieres bañarlo) y buscar magulladuras. Además, ve si los demás residentes tienen magulladuras. Si aún estás preocupado, escribe las fechas de tus visitas y la ubicación de las magulladuras de tu padre. Entonces debes llevar la información y pedir al encargado una explicación. Si no te da una respuesta satisfactoria, debes hablar con una autoridad.

En casos de sospecha de maltrato es tentador no decir nada por miedo a causar más problemas. Sin embargo, si se presenta un caso, se debe investigar. Por último, puedes sentir que es mejor cambiar a tu padre a otro asilo, quizá a uno en que el personal esté mejor entrenado y supervisado.

Visitas

189. En la actualidad, mi esposa se encuentra en un asilo de enfermeras porque tiene enfermedad de Alzheimer. Trato de visitarla todos los días pero es muy cansado hacerlo. ¿Crees que sea un problema si no la visito con tanta frecuencia?

Es probable que te pareciera muy difícil aceptar que ya no pudieras cuidarla en tu casa. Puedes sentir que la desilusionaste y quizá te culpas por no haber podido seguir cuidándola. Por supuesto, el cuidado que tu esposa recibe en el asilo de enfermeras no será tan personal y puede no ser tan bueno como el que le dabas en tu casa. Muchos cuidadores quieren seguir ayudando tanto como sea posible. Quizá te cueste trabajo hacerte a la idea de que tu esposa tiene buenos cuidados en el asilo y que parece contenta y cómoda cuando la visitas.

Es muy poco probable que recuerde con exactitud cuándo la visitaste por última vez. Tanto ella como tú disfrutarán más de las visitas si estás menos cansado y más alegre y parece que te haría bien un descanso y confiar en la gente que ahora cuida de te esposa. Es probable que te sea útil hablar con uno o dos encargados del personal sobre tus sentimientos y decirles que la vas a visitar menos a menudo.

11

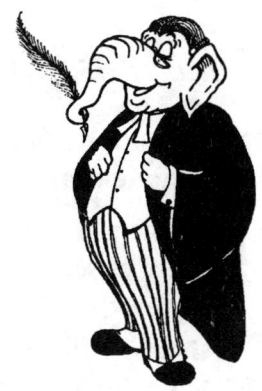

Consejos legales y financieros

Introducción

Casi todas las personas con enfermedad de Alzheimer y otras demencias no podrán manejar sus asuntos financieros y muchas de las personas que las cuidan tendrán problemas financieros o legales de algún tipo. La mayor parte de las dificultades reales se pueden evitar o reducir preparándose con anterioridad. Se pueden obtener prestaciones del estado para personas con demencia. Sin embargo, se debe buscar asesoría. Los derechos y prestaciones varían y la información que aquí se presenta sólo debe ser una guía general.

Recuerda que si manejas las finanzas de alguien, siempre debes tratar de que participe la persona tanto como sea posible, incluso si ya no están seguros del valor de las cosas y es correcto que comprendan tanto como sea posible lo que se está decidiendo por ellos.

Cómo conseguir asesoría

190. ¿Dónde puedo conseguir asesoría sobre asuntos legales y financieros?

Los problemas legales y financieros pueden ser complicados y siempre es sensato buscar asesoría independiente.

La asesoría oficial se puede buscar en cualquier DIF o Delegación Política. La asesoría independiente se puede buscar con los abogados que laboran en la Asociación para la enfermedad de Alzheimer. Si estás arreglando un testamento (ver la pregunta 191) o un poder notarial permanente (ver la pregunta 192), puedes necesitar a un abogado. Puede ser útil pedir una recomendación de amigos o parientes. Si vas a ver por primera vez a un abogado, no temas pedir un estimado claro de los costos y una explicación del trabajo que va a hacer en tu beneficio.

Protecciones legales

191. Recientemente me diagnosticaron enfermedad de Alzheimer y quiero hacer mi testamento. ¿Hay algún aspecto especial que debería tener en cuenta?

Es muy importante hacer un testamento. Por lo general, es fácil y barato. Hacerlo asegura que tu herencia vaya a quienes quieres que la tengan y facilita arreglar tus asuntos después de que mueras.

Si tu herencia es pequeña y es sencillo el plan, se puede seguir el procedimiento normal. Sin embargo, para la mayoría de las personas, es mejor buscar asesoría legal cuando se hace testamento. Siempre pide por adelantado una evaluación del costo de hacer testamento. Cuando planees el testamento, necesitas considerar tus circunstancias personales, a tus parientes y a tus amigos. Si eres dueño de tu casa y la compartes con alguien que te está cuidando, puedes desear hacer arreglos para proteger sus derechos. También es posible que desees planear con respecto a las cuotas del asilo en el futuro. No es fácil pensar en las dificultades que te esperan, pero si puedes arreglártelas para hacerlo y recibes buena asesoría, te estarás ayudando no sólo a ti sino a quienes amas.

192. ¿Qué es un poder notarial permanente?

Un poder notarial permanente es un documento legal con el que una persona da a otra o a otras el poder para manejar sus asuntos financieros. Este poder notarial sólo se puede dar cuando la persona es mentalmente capaz de comprender lo que está haciendo. Por esta razón, es importante para cualquier persona que tenga diagnóstico de demencia considerar que se haga un poder notarial permanente tan pronto como sea posible. Se puede buscar el consejo del médico si existe alguna duda de la capacidad mental de la persona.

El poder notarial permanente otorga a la persona que lo reciba un considerable poder sobre el dinero del donante, así que es importante escoger a alguien en quien confíe la persona y que pueda decidir a favor de ella. Por lo general, el cónyuge escoge a su pareja o a uno de sus hijos. Es posible nombrar a abogados de acción conjunta.

193. Mi padre ha tenido demencia por dos años. ¿Aún puede hacer un testamento o firmar un poder notarial permanente?

Aún puede ser posible dependiendo de la capacidad mental de tu padre. Si te preocupa la competencia de tu padre, para evitar problemas en el futuro, sería sensato consultar con un médico o un abogado para confirmar que tu padre aún tiene capacidad para hacer un testamento. La competencia mental de las personas puede cambiar, así que puede ser posible escoger un momento en que tu papá esté más alerta para buscar el consentimiento.

Para que un testamento sea válido, tu padre tendrá que comprender qué es un testamento, ser conciente del tamaño de la herencia y de las personas que pueden tener derecho a ella. Para firmar un poder notarial permanente, tu padre también tiene que comprender en ese momento que está dando un poder para que otra persona maneje sus asuntos.

Incompetencia financiera

194. Mi madre, que es viuda, siempre ha sido una persona metódica y bien organizada y no me gusta interferir con sus asuntos financieros. Sin embargo, cada vez es más olvidadiza y casi le desconectan la electricidad porque no pagó la cuenta. ¿Qué puedo hacer?

Debes prepararte para la probabilidad de que se deteriore la habilidad de tu madre para manejar sus asuntos.

195. Mi padre, que tiene enfermedad de Alzheimer, ya no puede manejar su dinero con seguridad. Olvida recoger su pensión, pierde efectivo y se rehúsa a pagar lo que compra. ¿Qué puedo hacer?

Es común que la persona deje de comprender el dinero conforme avanza la enfermedad de Alzheimer. Son variadas las acciones prácticas que puedes llevar a cabo para mantener la independencia de tu padre el máximo tiempo posible mientras proteges su dinero.

Algo que puedes hacer es respecto a la pensión de tu padre. Por ejemplo, es posible que se autorice que otra persona la cobre por él.

Si tienes un poder notarial permanente (ver la pregunta 192), podrías usarlo para restringir el acceso de tu padre al efectivo. Si no tienes un poder notarial, tú o alguien más debe solicitarlo, ya que el banco puede negarse a tratar contigo y puede actuar para congelar la cuenta de tu padre, basándose en su incapacidad mental.

Si conocen a tu padre en las tiendas cercanas, puedes explicar la situación a los encargados y hacer arreglos para que pagues los bienes si se rehúsa a pagar. Muchas personas con demencia pierden u ocultan el dinero. De ser posible, debes limitar la cantidad de efectivo que tu padre tiene en cualquier momento y tratar de asegurarte que se paguen las cuentas y los pagos normales, como el gas, la electricidad y la renta.

196. Mi marido siempre se ha encargado de nuestro dinero. Solía ser una persona muy organizada y pagar todas las cuentas. No quería dejar que yo lo hiciera conforme era más olvidadizo. En la actualidad, ni siquiera puede firmar un cheque. ¿Cómo puedo yo, o mi hijo, manejar sus finanzas?

Si tu marido te puede otorgar un poder notarial permanente (ver la pregunta 192), debes dar los pasos necesarios para obtenerlo de inmediato; es la solución más simple.

Sin embargo, si tu marido no puede (ver la pregunta 193), tendrás que seguir los pasos legales apropiados, que pueden ser diferentes según el lugar.

Prestaciones

197. ¿Se proporcionan prestaciones para ayudar a personas con enfermedad de Alzheimer?

Por ley, la valoración de demencia causa el retiro permanente de la persona, con lo que recibe una pensión y las prestaciones de ley que le correspondan a la persona. Las prestaciones pueden ser confusas y variar de un lugar a otro, o de una dependencia a otra. Es posible que te sea útil buscar asesoría.

Las prestaciones dependen en alguna forma de las circunstancias financieras o personales. Algunas dependen del ingreso y otras de la razón, como enfermedad, de que se necesite la ayuda.

198. Mi marido tuvo que dejar el trabajo porque se volvió olvidadizo e ineficiente. Después se le diagnosticó demencia. ¿Qué ayuda financiera puedo obtener? ¿Puede afectar sus derechos de pensión?

Pueden haber problemas para las personas con demencia que dejan el trabajo o a las que corren por una demencia sin diagnosticar. La persona pudo perder su derecho a prestaciones o paga por enfermedad. Es importante informar a los antiguos patrones del diagnóstico y pedir que se protejan sus derechos. Si tu marido era miembro de un sindicato o asociación, es posible que lo ayuden.

Las personas con demencia que deben dejar el trabajo y no llegan a la edad de retiro, deben solicitar el retiro por demencia.

199. Mi esposa sólo tenía 49 años de edad cuando contrajo enfermedad de Alzheimer. Nos las arreglamos con mi ingreso por unos cuantos años después de que ella dejó de trabajar. En la actualidad, tuve que dejar de trabajar para cuidarla, de manera que tenemos muy poco para mantenernos. ¿Hay alguna prestación para ayudar a los cuidadores?

No, en México sólo se tiene derecho a prestaciones la persona enferma.

200. Mi marido, que sólo tiene 59 años de edad, tiene enfermedad de Alzheimer. ¿Puedo conseguir prescripciones gratuitas y otras prestaciones para él?

Tu marido aún no alcanza la edad legal de retiro, así que no tiene derecho a prestaciones por su edad. Sin embargo, es posible que tenga derecho a las prestaciones por demencia.

201. No aceptaron mi solicitud de ayuda. ¿Cómo puedo apelar?

Si piensas que se te ha negado injustamente una prestación, tienes derecho a no estar de acuerdo con la decisión. Escribe a la oficina que tomó la decisión y pide que la revisen. Proporciona datos adicionales o información correcta, si crees que no tomaron en cuenta todos los hechos.

También puedes apelar si crees que no se te otorgó la pensión adecuada.

202. Mi esposa tiene enfermedad de Alzheimer y me he retirado pronto para cuidarla. ¿Puedo conseguir subvenciones o ayuda financiera, aparte de la agencia de beneficencia?

En México, no existe este tipo de ayuda financiera para personas que cuidan a alguien con demencia, lo mejor es pedir ayuda a tus familiares.

203. Dieron de alta a mi marido en un hospital para una valoración, pero empeoró mientras estaba allí y ahora parece poco probable que vuelva a casa. ¿Qué sucede con sus prestaciones sociales?

Al momento en que se determina que se debe internar a la persona para cuidados especializados, tienes que respaldar su incapacidad mediante un juicio, en el que se declare la demencia y tú quedes como representante de tu marido para poder cobrar la pensión de retiro.

Cómo pagar las cuotas del asilo

204. Algunas personas con demencia de mi área reciben cuidados sin pagar en el hospital, pero me han dicho que tengo que encontrar un asilo de cuidados prolongados para mi padre. ¿Por qué algunas personas reciben cuidados de la seguridad social y otras tienen que buscar servicios privados?

Se realiza un estudio socioeconómico para determinar la capacidad de pago de la persona y la cuota dependerá de este estudio. Los servicios de seguridad social están más saturados que los privados y a veces es necesario buscar servicios en estos últimos.

205. Aunque mi madre tiene ahorros bastante importantes, no es dueña de su casa. Recibe una pensión del estado. ¿Tendrá que pagar las cuotas del asilo de cuidados prolongados?

Sí, la persona con fondos (ver la pregunta anterior) debe pagar las cuotas, y además, debe tener una persona que respalde su estancia en él. En el caso de los asilos particulares, en todos se debe pagar.

206. Servicios Sociales está haciendo arreglos para que mi esposa se mude a un asilo de cuidados prolongados. Están haciendo una evaluación de su ingreso y ahorros, y me han pedido que les dé datos de mi dinero también. ¿Esto es correcto?

En el caso de los asilos privados, sí es necesario, ya que si los gastos no se pueden solventar con los ahorros de la persona incapacitada, el representante debe hacer frente a los gastos que se presenten. En los asilos públicos, no es necesario, ya que es una prestación que tienen los ancianos.

207. He cuidado a mi esposo, que tiene enfermedad de Alzheimer, por varios años, pero hace poco estuve enferma y hemos decidido renuentemente que debe mudarse a un asilo con enfermeras. Tiene una pensión ocupacional además de su pensión de retiro del estado, y teníamos ahorros. Parece que tendrá que pagar sus cuotas en el asilo y que me va a dejar muy poco para vivir. ¿Hay algo que pueda hacer?

No, la única posibilidad es mandarlo a un asilo público, evitando los costos más altos de los particulares, y con base en el estudio socioeconómico, administrar el dinero; además, tienes derecho a la mitad de la pensión de tu esposo.

208. Mi marido tiene incontinencia y ya no puedo cuidarlo. Parece que un asilo con enfermeras es la única elección pero sólo tiene una pensión pequeña. ¿Tendré que vender nuestra casa para pagar las cuotas del asilo? ¿Y con qué dinero voy a vivir?

La decisión de vender la casa debe ser tuya ya que el servicio particular depende de las cuotas que recibe de los pacientes. Si tiene pensión, la mitad te corresponde, pero la ayuda principal debe proceder de los familiares para hacer frente a los gastos

12

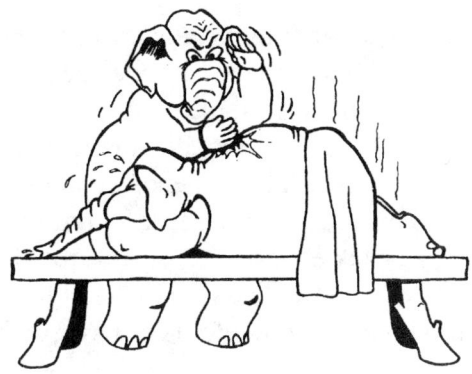

Tratamiento

Introducción

Aunque no existe cura para la enfermedad de Alzheimer o para la mayoría de las otras demencias, es posible ayudar a las personas que tienen este problema y a las personas que los cuidan de diversas formas. Se pueden tratar muchos de los problemas que se asocian a la demencia, como inquietud y depresión. También es posible, en especial, en las primeras etapas de la demencia, mejorar la memoria de alguien con medicamentos o empleando otros métodos. Las personas con demencia también pueden contraer otras enfermedades no relacionadas que necesiten tratamiento.

Posibilidades de tratamiento

209. ¿Es curable la enfermedad de Alzheimer?

Por desgracia, no existe cura para la enfermedad de Alzheimer en la actualidad. Tampoco se puede esperar que exista en el futuro previsible. Los investigadores aún se encuentran en la etapa de crear medicamentos que disminuyan el avance de la enfermedad, al menos en algunos casos. Aún no saben cómo prevenir la enfermedad, cómo retardar su avance o cómo invertir sus efectos. Se espera que una mayor investigación de las causas de la enfermedad al final hará posible una cura, pero en este momento, la enfermedad es incurable.

210. ¿Son curables algunas formas de demencia?

Algunas de las formas más raras de demencia (por ejemplo, las que se asocian a problemas de tiroides, tumores cerebrales, obstrucción del flujo de líquidos en el cerebro, deficiencias de vitaminas e infecciones) se pueden curar, o ayudar considerablemente, con el tratamiento apropiado. A veces, el tratamiento es simple, como complementos de la hormona tiroidea para tratar la demencia causada por la actividad deficiente de la glándula tiroides, o complementos vitamínicos si el problema se debe a una deficiencia de vitaminas.

Sin embargo, la mayoría de los tipos de demencia no se pueden curar y los que se pueden curar son muy raros. Se investigará la posibilidad de que una persona tenga un tipo curable de demencia siempre que se diagnostique ésta. No existe evidencia de que la hormona tiroidea o los complementos vitamínicos ayuden a personas con demencia que no tengan deficiencias de esas sustancias. De hecho, el uso inapropiado de esos complementos puede ser dañino a veces.

211. Me siento frustrado. A cada rato encuentro informes sobre nuevos tratamientos para la enfermedad de Alzheimer, pero nada parece estar disponible para mi esposa. ¿A qué se debe?

Por supuesto es muy frustrante leer o escuchar sobre nuevos tratamientos sólo para descubrir después que no están disponibles aún. Esto es especialmente cierto cuando alguien, como tú, tiene razones personales para desear que pronto se encuentre una cura.

El mejor consejo es considerar a todos los informes de los medios masivos de comunicación con precaución. Millones de personas en el mundo quieren noticias de tratamientos para la enfermedad de Alzheimer. Por lo tanto, cuando los científicos encuentran un tratamiento que parece funcionar, es frecuente que se le haga una extensa publicidad. El problema es que después de que los primeros experimentos muestran que el tratamiento puede funcionar, se necesitan muchos años más de investigación para asegurarse de que es al mismo tiempo efectivo y seguro. Con demasiada frecuencia, la investigación de seguimiento muestra que un tratamiento no funciona después de todo o que tiene efectos secundarios peligrosos.

Recientemente, nuevos medicamentos para tratar esta enfermedad han atraído una enorme publicidad. Se ha descubierto que esos medicamentos alivian algunos de los síntomas de la enfermedad de Alzheimer en unas cuantas personas. Sin embargo, no son una cura y quizá sólo sean efectivos al principio de la enfermedad e incluso entonces pueden no ser útiles siempre. Pronto se podrán obtener otros medicamentos.

212. ¿Puede algo detener o retardar el deterioro mental que se presenta en la enfermedad de Alzheimer?

Por lo general, la enfermedad de Alzheimer es inexorablemente progresiva, produciendo la muerte entre cinco y diez años después del diagnóstico en la mayoría de los casos. Sin embargo, a menudo es posible reducir la velocidad con que avanza la enfermedad.

Una posibilidad podría ser emplear un medicamento con anticolinesterasa (ver más información en la pregunta 219).

También es probable que se retarde el avance de la enfermedad si se puede mantener la salud general. Para esto son importantes una dieta bien equilibrada y hacer ejercicio con regularidad. Diversas medidas sencillas también pueden contribuir al proteger la llamada "reserva cerebral". Este término se refiere a las células cerebrales que pueden asumir la función de otras células cerebrales que mueren. La reserva cerebral de cada individuo es enorme al nacer pero disminuye dramáticamente con la edad. La disminución es especialmente marcada en personas con demencia, como la enfermedad de Alzheimer. Los factores que se cree causan la disminución de la reserva cerebral incluyen beber alcohol, fumar, recibir golpes en la cabeza y sufrir infecciones graves. Es de sentido común mantener todos estos riesgos a un mínimo cuando una persona ya tiene una reserva cerebral reducida por una demencia.

El entorno físico de una persona también es importante: un entorno seguro y familiar ayudará a reducir la confusión y puede reducir el riesgo de una caída.

213. Mi esposa tiene demencia vascular. ¿Puede algo ayudar a impedir que empeore?

Puede ser posible retardar el avance de la demencia vascular (ver la pregunta 33) al tratar la causa subyacente, que es una enfermedad cerebrovascular (estrechamiento de las arterias, lo que causa que se reduzca el suministro de sangre al cerebro).

Se sabe que fumar espesa la sangre e incrementa el riesgo de una ataque de apoplejía. Cualquier persona que tenga demencia vascular y fuma debería considerar el dejar de fumar.

En algunos casos, el médico recetará medicamentos, como la aspirina, para adelgazar la sangre y disminuir el riesgo de un ataque de apoplejía. También tratará cualquier irregularidad del latido cardiaco, ya que esta condición aumenta el riesgo de un ataque de apoplejía.

Si las arterias que se dirigen al corazón están cubiertas por depósitos, que se conocen como placas, es posible que se lleve a cabo una operación para quitar las placas, con lo que se amplía el diámetro de la arteria y se mejora el suministro de sangre al cerebro. Sin embargo, esta operación tiene riesgos y sólo es apropiada en circunstancias especiales. El médico de tu esposa te orientará si la operación puede ser apropiada para ella.

Si la demencia vascular de tu esposa se presenta junto con presión sanguínea alta, será necesario un tratamiento cuidadoso. Una persona con enfermedad cerebrovascular puede necesitar una presión sanguínea relativamente alta para asegurar que exista un suministro adecuado de sangre al cerebro. Sin embargo, si la presión sanguínea es muy elevada, será necesario tratarla.

Cómo tratar con los médicos

214. Como el cuidador que hace todo el trabajo, se me debe tener totalmente informado de la enfermedad de mi padre. Pero su médico dice que está limitado por la confidencialidad y que no puede discutir los detalles conmigo.

Es verdad que la relación de un médico es directamente con su paciente y no con el pariente o cónyuge. Esto parece extraño a veces, cuando la persona enferma no puede entender lo que le está sucediendo ni puede dar su consentimiento comprendiendo de lo que se trata. Por lo general, los médicos que tratan con una persona que tiene demencia se dan cuenta de este hecho y hacen partícipe al cuidador en las discusiones y decisiones. Pero el cuidador no tiene derecho legal a saber o a participar.

Si aún no lo haces, trata de explicar al médico de tu padre lo importante que es que sepas lo que sucede. Si el médico aún no está dispuesto a que participes, existen varias acciones que puedes llevar a cabo:

- Pregunta a tu padre si te puedes quedar con él cuando vea al médico. Si tu padre consiente a que estés presente, es posible que el médico no se niegue.
- Trata de hablar con otros profesionales de la salud, como una enfermera general o una enfermera psiquiátrica.
- Si es el especialista del hospital quien se porta poco comunicativo, trata de hablar del problema con el médico general, o viceversa.

215. Mi madre, que se encuentra en un asilo por demencia, se encuentra bajo medicamentos sedantes. No me agrada esta situación. ¿No debieron consultarme?

Sí, debieron consultarte. La investigación sugiere que a veces se usan en exceso los sedantes, en especial, en los asilos. Si no te agrada el tratamiento de tu madre, pide al administrador del asilo hablar con el médico residente.

Buscar un especialista

216. Hace poco diagnosticaron enfermedad de Alzheimer a mi marido. El médico general hizo el diagnóstico. ¿Mi marido debe ver ahora a un especialista?

A menudo, los médicos generales pueden hacer el diagnóstico de la enfermedad de Alzheimer sin necesidad de recurrir a un especialista. Es común en muchos médicos generales que envíen al paciente con un especialista sólo si no están seguros del diagnóstico o si piensan que el caso no es muy claro.

Si el médico general decide pedir una segunda opinión, puede solicitarla a un geriatra (médico que se especializa en las enfermedades físicas de las personas de edad avanzada) o de un psiquiatra con interés especial en los problemas mentales de las personas de edad avanzada. En ocasiones, el médico general puede enviar a alguien con demencia a un psicólogo (especialista en procesos mentales, como la memoria) o a un neurólogo (médico que se especializa en trastornos nerviosos).

Tratamiento con medicamentos

217. Si los medicamentos no pueden curar la enfermedad de Alzheimer, ¿qué pueden hacer por alguien que tenga esta enfermedad?

Es verdad que en la actualidad no se han descubierto medicamentos que puedan curar la enfermedad de Alzheimer. Sin embargo, parece que los nuevos medicamentos, llamados inhibidores de la colinesterasa o anticolinesterasas, pueden aminorar el desarrollo de la enfermedad en algunos casos. (Ver más información en la pregunta 219).

Otros tipos de medicamentos a veces son útiles para controlar algunos de los síntomas de la enfermedad de Alzheimer, como el insomnio y la agitación. Sin embargo, en general, el uso de medicamentos como píldoras para dormir o tranquilizantes se debe mantener al mínimo si la persona tiene enfermedad de Alzheimer, ya que pueden causar que aumente la confusión. También se pueden emplear medicamentos para tratar el estreñimiento, pero por lo general se prefieren las medidas alimenticias (ver la pregunta 90).

Una persona con enfermedad de Alzheimer puede necesitar medicamentos para tratar otras enfermedades que puede contraer, como infecciones de pecho o urinarias, o problemas médicos de más largo plazo, como presión sanguínea alta o algunos tipos de problemas cardiacos.

218. Mi padre toma varios tipos de pastillas, pero parece estar cada vez más confuso. ¿Podrían estar sus medicamentos haciendo que empeore la enfermedad de Alzheimer en lugar de mejorar?

Es posible que algunas de las pastillas de tu padre causen que él esté más confundido. Si hablas con el médico de tu padre sobre tu preocupación, es posible que pueda ajustar la medicación de tu padre.

En general, es mejor para las personas con enfermedad de Alzheimer tomar tan pocas medicinas como sea posible, porque ciertos tipos de medicamentos tienen efectos secundarios que pueden empeorar la condición. Por desgracia, los medicamentos que pueden causar confusión incluyen los tranquilizantes, que pueden ser necesarios a veces para personas con demencia.

219. He escuchado que existen algunos nuevos tratamientos de medicamentos para la enfermedad de Alzheimer. ¿Qué son estos medicamentos y qué pueden hacer?

A escala mundial se está realizando una enorme investigación de lo nuevos tratamientos de medicamentos para esta enfermedad y para otras demencias. La principal esperanza en la actualidad recae en un grupo de medicamentos llamados inhibidores de la colinesterasa o anticolinesterasas, que reducen la degradación de la acetilcolina, una sustancia que se encuentra en el cerebro. (En la respuesta de la siguiente pregunta se encuentran más detalles sobre la forma en que funcionan estos medicamentos.)

Algunos ejemplos de inhibidores de la colinesterasa son la tacrina (también llamada Cognex), donepezil (Aricept) y rivastigmina (Exelon). Varios estudios han mostrado que estos medicamentos parecen aliviar algunos de los síntomas de la enfermedad de Alzheimer en algunas personas, pero que este efecto se agota después de un tiempo. No funcionan en todos los pacientes, su efecto es variable y en la actualidad no es posible predecir a cuáles personas ayudarán.

Aunque la investigación sugiere que los inhibidores de la colinesterasa pueden ayudar a retardar el avance de la enfermedad de Alzheimer, no pueden detener el avance de la enfermedad por completo ni invertir el daño cerebral que ya haya tenido lugar. Parece más probable que ayude a personas en las primeras etapas de la enfermedad de Alzheimer. No se espera que ayude a personas que ya tengan demencias graves.

Estos medicamentos parecen tener pocos efectos secundarios. Otros inhibidores de la colinesterasa estarán disponibles en el futuro cercano. Se están creando otros compuestos, que actúan en diferentes formas, y estarán disponibles a su debido tiempo. (Ver más información en la pregunta 246.)

220. ¿Cómo funcionan los nuevos medicamentos para tratar la demencia?

A la fecha, el grupo más prometedor de medicamentos nuevos es un grupo llamado inhibidores de la colinesterasa o anticolinesterasas. Los medicamentos de este tipo actúan reduciendo la degradación de la acetilcolina en el cerebro.

La acetilcolina es una sustancia química que se encuentra naturalmente en el cerebro, donde se fabrica y degrada continuamente. La acetilcolina es un "neurotransmisor", una sustancia química que permite a las células nerviosas del cerebro pasar mensajes entre ellas. En un cerebro normal, el nivel total de acetilcolina permanece bastante constante. Sin embargo, la investigación ha mostrado que los cerebros de muchas personas con enfermedad de Alzheimer tienen una cantidad menor de acetilcolina, y se cree que la pérdida de esta sustancia química puede producir deterioro de la memoria.

Gran parte de la investigación que se ha realizado a la fecha para descubrir formas de corregir la deficiencia de acetilcolina en el cerebro de personas con enfermedad de Alzheimer se ha enfocado a aumentar la cantidad de acetilcolina. Sin embargo, la evidencia parece sugerir que proporcionar directamente esta sustancia química no ayuda. El enfoque alternativo de reducir la velocidad a que se degrada la acetilcolina parece más prometedor en la actualidad y ha causado la creación de los nuevos medicamentos que inhiben la colinesterasa. (Ver en la pregunta anterior más información sobre los inhibidores de la colinesterasa.)

221. ¿Por qué el mismo medicamento tiene diferentes nombres?

La mayoría de los medicamentos tiene dos nombres: uno genérico y otro de marca. El nombre genérico es el nombre médico oficial para la sustancia básica activa. El nombre de marca (por ejemplo, Aricept) es el nombre que elige la compañía que produce el medicamento. Diferentes fabricantes utilizan nombres distintos del mismo medicamento genérico con el fin de diferenciar su producto.

222. ¿Los inhibidores de la colinesterasa, como el donepezil y la rivastigmina, son efectivos para todas las personas con enfermedad de Alzheimer?

Los medicamentos con anticolinesterasa parecen ayudar a algunas personas con enfermedad de Alzheimer, pero de ninguna manera a todas. Incluso cuando son efectivos, sólo llegan a reducir problemas de memoria. En muchas personas, el beneficio es mínimo o nulo por completo. Por desgracia, no es posible decir por adelantado quién responderá bien a este tipo de tratamiento. Ni la edad, el sexo o el origen étnico del paciente afectan la efectividad del medicamento.

223. ¿Los medicamentos con anticolinesterasa tienen algún efecto secundario?

Cualquier tipo de medicamento puede tener efectos secundarios y a veces son impredecibles. Los medicamentos con anticolinesterasa son bastante nuevos y pueden no haberse notado todos los efectos secundarios. Sin embargo, parecen tener pocos efectos secundarios aunque algunas personas pueden experimentar náusea y vómito, diarrea e insomnio. Los efectos secundarios varían de un medicamento a otro y de una persona a otra, pero suelen ser menos problemáticos después de unas cuantas semanas.

224. Hace poco, mi tía empezó a usar donepezil y parece un poco mejor. ¿Por cuánto tiempo puedo esperar que dure este efecto?

Una respuesta al donepezil se nota a menudo en las primeras semanas de comenzar a usar el medicamento. Sin embargo, es probable que esta respuesta no dure más de unos cuantos meses o un año. Un problema adicional puede ser que una vez que la persona deja de tomar el medicamento, su memoria puede deteriorarse con mayor rapidez, de manera que pronto se encuentren en la posición en que estarían si no hubieran tomado la medicina.

Tratamiento de los síntomas

225. Mi marido, que tiene enfermedad de Alzheimer, duerme muy poco y está muy inquieto en la noche. Esto perturba mi sueño también y me encuentro muy cansada. ¿Puede tomar pastillas para dormir o éstas harían que aumentara su confusión?

La decisión de dar pastillas para dormir a una persona con enfermedad de Alzheimer no se debe tomar a la ligera. Por lo general, los médicos concuerdan en que los sedantes, como las pastillas para dormir y los calmantes, pueden incrementar la confusión. También pueden causar inestabilidad al caminar, lo que puede causar caídas. Por lo tanto, es sensato evitarlos por completo si es posible.

Las alternativas a las píldoras para dormir pueden ser medidas prácticas, como proporcionar gran cantidad de actividades durante el día (ver ideas en el Capítulo 5), evitar demasiadas siestas, la cafeína, no darle cenas pesadas tarde en la noche, darle un baño relajante antes de acostarse y asegurarse de que la recamara esté caliente y cómoda.

Sin embargo, en algunas circunstancias, es necesario utilizar píldoras para dormir o calmantes. Se pueden necesitar, por ejemplo, si el insomnio de la persona afectada está impidiendo que el único cuidador descanse en forma adecuada, lo que causa cansancio de larga duración y hace que sea difícil arreglárselas durante el día. Otra razón para que un médico recete sedantes es si la persona con enfermedad de Alzheimer corre el riesgo de vagar por la noche o de estar confuso.

Dices que estás cada vez más cansada. Dado lo cual, quizá sea sensato hablar con el médico sobre la posibilidad de administrar píldoras para dormir a tu marido, al menos por un tiempo.

226. La demencia de mi madre parece estar empeorando y a menudo está muy agitada y trastornada. Antes podía distraerla y calmarla, pero ya no responde a mis esfuerzos. ¿Podrían ayudar los medicamentos?

En general, los médicos tratarán de evitar el uso de medicamentos para tratar ansiedad y agitación en personas con enfermedad de Alzheimer. Los medicamentos del tipo de los calmantes pueden tener efectos secundarios que son más importantes que sus beneficios.

El control cuidadoso de una persona con enfermedad de Alzheimer y dar mucha confianza a la persona si empieza a sentirse trastornada, a menudo hace maravillas, al menos en las primeras etapas de la enfermedad. Sin embargo, como sucede en el caso de tu madre, el control puede ser cada vez más difícil conforme avanza la enfermedad.

El médico de tu madre puede tratar de ayudarla sin recurrir a los calmantes. Por ejemplo, un examen físico puede revelar que el aumento de agitación de tu madre se debe a un dolor tratable, quizá estreñimiento (ver en la siguiente respuesta más al respecto). Otra posibilidad es que el médico involucre a un psicólogo clínico que tenga experiencia en trabajar con personas que tengan esta enfermedad. Es posible que te ofrezca consejos útiles para controlar a tu madre.

Sin embargo, en algunos casos y en especial en las últimas etapas de la enfermedad de Alzheimer o si la persona sufre un trastorno de ansiedad de larga duración, los medicamentos pueden ser la mejor opción para mejorar la calidad de vida de los enfermos y los cuidadores. (Además ver más adelante información sobre las ventajas y desventajas de emplear calmantes.)

227. Entiendo que el estreñimiento puede causar que aumente la agitación en personas con enfermedad de Alzheimer. ¿Podrían ser útiles los medicamentos laxantes?

Es verdad que el estreñimiento puede causar un aumento de la agitación en personas con enfermedad de Alzheimer. En primer lugar, es mejor tratar el estreñimiento con medidas alimenticias. Más salvado, frutas y vegetales a menudo ayudan a aliviar el problema. Algunas personas pueden encontrar difícil de aceptar estos alimentos, pero otros parecen mejorar con ellos. Beber mucho líquido durante el día y hacer ejercicio con regularidad cuando sea posible, también debe ayudar.

Sin embargo, se reconoce que en algunos casos se necesita tratamiento adicional. Un médico podrá aconsejar sobre el uso de laxantes como Regulan, Fybogen y lactulosa. En algunos casos, en los que una mala coordinación y músculos débiles en el esfínter, un enema normal puede ser el mejor tratamiento.

228. He escuchado que los calmantes pueden hacer que empeoren las personas con enfermedad de Alzheimer. ¿Es verdad?

Siempre existe el riesgo cuando se toma cualquier tipo de medicamento pero se debe equilibrar en cada caso contra los beneficios potenciales. Los calmantes no son una excepción.

La razón de administrar calmantes es para tranquilizar a una persona si está muy agitada, o para que descanse toda la noche si la persona estuviera levantada y causando problemas no sólo a sí misma, sino también a los cuidadores y a los demás miembros de la familia.

Las principales desventajas de los calmantes son que hacen que la persona esté adormilada y confundida durante el día. También pueden reducir la coordinación, causando caídas. Éste es un problema en especial cuando se trata de personas de edad avanzada, a las que puede ser difícil levantar, incluso con la ayuda de un cuidador. Además, las personas de edad avanzada con huesos quebradizos pueden sufrir una fractura si se caen. Por estas razones, siempre es importante asegurarse de que la dosis de calmante es correcta: que no sea tan poca que no funcione ni demasiada de manera que la persona esté adormecida o sin coordinación. Si te preocupa que alguien que cuidas esté ingiriendo calmantes, debes hablar con su médico.

Algunos medicamentos calmantes (conocidos como antipsicóticos o neurolépticos) pueden causar en ocasiones efectos secundarios que hacen que las personas estén más inquietas aún. Si una persona empieza a tomar estas pastillas y parece más inquieta, debes informar al médico en caso de que se tenga que reducir la dosis o que se tenga que eliminar el medicamento por completo.

229. Nuestro médico ha recetado temazepán para ayudar a dormir a mi marido. Entiendo que este medicamento es similar al Valium. ¿Es adictivo?

Temazapán y diazepán (Valium) son calmantes que se utilizan con frecuencia y que pueden ser muy útiles para tranquilizar a personas que están agitadas y ayudarlas a dormir. Los calmantes de este tipo pueden causar dependencia (una forma de adicción) en algunas personas. Esto significa que puede ser difícil retirar esas pastillas y que hacerlo puede producir síntomas de abstinencia, en especial, ansiedad o sensación de malestar.

Por lo general, la adicción sólo es un problema si se van a ingerir esos medicamentos por tres semanas o más. Si te preocupa que tu marido se vuelva adicto, habla con el médico. A veces, los riesgos de la adicción son menores a los beneficios de la administración del medicamento. Por otro lado, existen otros medicamentos que ayudan a dormir y que quizá sean menos adictivos. A veces, las medidas generales, como evitar la cafeína y darse un baño relajante antes de acostarse, pueden ser suficiente.

Otras medicinas que el médico puede recetar, además de los medicamentos conocidos como neurolépticos (o antipsicóticos) y antidepresivos, no son adictivos. No temas hablar con el médico sobre cualquier medicamento que se recete.

230. Mi esposa, que tiene enfermedad de Alzheimer, parece sufrir alucinaciones, que a veces hacen que esté muy angustiada. ¿Se puede hacer algo para ayudarla?

Las alucinaciones (en que una persona ve, escucha, huele o siente algo para lo que no existe causa) son bastante comunes en personas con enfermedad de Alzheimer. Sin embargo, varía la tendencia a tenerlas, no sólo de un día al otro sino también con el paso del tiempo. A veces, las alucinaciones, en especial, las visuales, son peores en la noche o con mala iluminación, cuando es más posible que el paciente interprete mal lo que ve. Si el paciente está más agitado durante la noche, se debe considerar la probabilidad de que tenga alucinaciones. En muchas personas, las alucinaciones parecen dejar de ocurrir conforme avanza la enfermedad.

El tratamiento de las alucinaciones en una persona con enfermedad de Alzheimer debe empezar por tratar de tranquilizar al enfermo indicándole que lo que experimenta no está sucediendo en realidad. Sin embargo, muchas personas no aceptarán esto y el resultado es que el médico debe recurrir a los medicamentos, los cuales pueden reducir las alucinaciones. El tratamiento básico es la utilización de medicamentos antipsicóticos. Pequeñas dosis de estos medicamentos pueden producir una reducción marcada de las alucinaciones. No obstante, el médico de tu esposa necesitará sopesar bien el posible beneficio de administrarle medicamentos a tu esposa contra los posibles efectos secundarios, que pueden ser un aumento de la confusión.

231. ¿Existe alguna razón para tratar otros problemas mentales, como depresión y ansiedad, en una persona a la que han diagnosticado enfermedad de Alzheimer?

Durante el curso de una demencia como la enfermedad de Alzheimer, puede ser necesario tratamiento para diversos trastornos físicos y mentales.

Es muy importante siempre recibir el tratamiento apropiado para enfermedades físicas cuando la persona tiene enfermedad de Alzheimer, ya que trastornos muy poco importantes pueden producir un empeoramiento de la demencia o confusión aguda. Es posible tratar muchas enfermedades subyacentes.

De las enfermedades mentales reconocidas, la depresión y la ansiedad son las más probables que experimenten las personas con demencia. La depresión es bastante común en las personas de edad avanzada. Algunas personas con enfermedad de Alzheimer pudieron tener varios ataques de depresión antes de que se presentara la demencia. Otras tendrán una enfermedad depresiva por primera vez. Como la depresión puede conducir a que la persona deje de comer y de beber, produciéndose una pérdida grave de peso, problemas de conducta inexplicables y enorme angustia, es seguro que amerita tratamiento. (Ver en la siguiente respuesta más información.)

Es frecuente que la ansiedad se presente junto a las primeras etapas de una demencia y en este periodo es mejor manejarla dándole seguridad en lugar de usar la terapia de medicamentos. Después, cuando es más difícil darle seguridad, y en personas que tienen un trastorno de ansiedad de larga duración, la administración de medicamentos puede ser útil.

232. ¿Cómo se trata a alguien que tiene depresión y demencia?

Los dos apoyos principales del tratamiento para la depresión son la administración de medicamentos y las terapias habladas (psicoterapia y terapia cognitiva). A veces, ambos tipos pueden tener una función en el tratamiento de la depresión en una persona con demencia.

Sin embargo, en una persona con demencia muy avanzada, es común que las terapias habladas no sean posibles porque la persona está demasiado confundida y no se puede concentrar por suficiente tiempo.

Lo que es más, estos tipos de tratamiento no son fáciles de conseguir y pueden ser costosos. Por estas razones, muchos médicos recurren a los medicamentos desde el principio.

Existen varios tipos diferentes de antidepresivos. Quizá sea mejor evitar algunos de los más antiguos porque pueden causar efectos secundarios que hagan empeorar los problemas de memoria. Algunos antidepresivos más nuevos, como los que pertenecen al grupo de inhibidores específicos de la reabsorción de la serotonina, no tienen estos efectos secundarios.

A menudo, es difícil estar seguro si alguien con demencia también tiene depresión. Por esta razón, el médico puede decidir recetar un tratamiento de antidepresivos y después ver qué sucede. Las tabletas se deben ingerir con regularidad por al menos dos semanas antes de que tengan un efecto obvio. Las señales de mejoría pueden ser muy sutiles, quizá sólo una reducción de la agitación y una disposición más alegre. En algunos casos, existen algunas mejorías en la memoria. Sin embargo, es importante no ser muy optimista respecto a esa mejoría de la memoria. La demencia no responde al tratamiento con antidepresivos.

Cirugía

233. Se me ha dicho que mi marido tiene enfermedad de Alzheimer. ¿Podría ayudar una operación en el cerebro?

En la actualidad, ninguna operación puede ayudar a las personas con enfermedad de Alzheimer. Por el contrario, existe el riesgo de que cualquier tipo de operación haga que la persona esté más confundida.

En este momento, la investigación se encauza a trasplantar células cerebrales a personas con enfermedad de Alzheimer, ya que se ha probado como tratamiento para algunas personas con enfermedad de Parkinson. Sin embargo, esta investigación se encuentra en una etapa muy primitiva y puede no conducir a que una operación de este tipo este disponible alguna vez. (Ver más detalles en la pregunta 249.)

Es posible que una forma muy rara de demencia, llamada hidrocefalia de presión normal (ver la pregunta 41) pueda ser ayudada por una operación para drenar el cerebro. El diagnóstico de hidrocefalia de presión normal puede ser difícil, pero es en extremo improbable que tu marido tenga esta condición en lugar de enfermedad de Alzheimer. Además, incluso si una persona tiene hidrocefalia de presión normal, no siempre es aconsejable la operación.

234. A mi marido, al que acaban de diagnosticar enfermedad de Alzheimer, le ofrecieron por fin una operación de

reemplazo de cadera que había esperado por mucho tiempo. ¿Se debe operar o puede ésta empeorar su condición?

Como regla general, las necesidades médicas y quirúrgicas de los pacientes con enfermedad de Alzheimer son las mismas que las de personas de edad avanzada sin la enfermedad. Quienes tienen enfermedad de Alzheimer tienen derecho al tratamiento adecuado para enfermedades físicas y esto a veces implica operaciones.

Sacar a una persona con enfermedad de Alzheimer del hogar al entorno de un hospital y el uso de anestésicos e incluso de analgésicos, puede aumentar temporalmente la confusión. También existe un pequeño riesgo de deterioro mental permanente. Por lo general, se considera aceptable este riesgo en situaciones que amenazan la vida o en caso de una operación que mejorará la calidad de vida del paciente.

Sin embargo, existen problemas particulares en el caso de una operación de reemplazo de la cadera. El éxito de esta operación depende de la habilidad del paciente para comprender y cooperar con el programa de rehabilitación. La rapidez con que pueden progresar las personas de edad avanzada en general, y las personas con demencia, como enfermedad de Alzheimer, en particular, a menudo es demasiado lenta para una sala de ortopedia. En algunos hospitales, el departamento geriátrico tiene una sala de recuperación junto con el equipo ortopédico. Las dificultades tienen lugar cuando el personal ortopédico no está consciente del estado mental del paciente.

Si es buena idea que tu marido se haga una operación de reemplazo de cadera, dependerá de los detalles de su caso en particular. En vista de lo cual, la mejor acción sería conversar de la situación con el servicio geriátrico o psicogeriátrico local, donde se puede hacer una valoración apropiada de riesgos y beneficios.

Tratamientos psicológicos

235. ¿De qué se trata la terapia de reminiscencia?, y ¿es útil para personas con demencia?

En la terapia de reminiscencia se estimula el recuerdo de sucesos y memorias del pasado. Esto se logra empleando música, videocintas o fotografías (por ejemplo, películas de tranvías o fotografías de antiguos ídolos del cine) o dando a la persona artículos como etiquetas de alimentos o prendas de ropa de eras pasadas. Por lo general, la terapia de reminiscencia se lleva a cabo en grupos pequeños.

Las personas con demencia parecen disfrutar de la terapia de reminiscencia, aunque es posible que no evite que la memoria empeore a largo plazo.

236. ¿Puedes explicar que es la orientación de la realidad? ¿Hace algún bien?

La orientación de la realidad es una técnica en que las personas que cuidan a individuos con demencia aprovechan todas las oportunidades para orientarlas. Por ejemplo, un miembro del personal de un hospital o asilo puede recordar a alguien con demencia dónde están y qué hora es cada vez que se encuentran. El personal también mostraría desacuerdo siempre que alguien dice algo que es incorrecto.

La orientación de la realidad es una técnica controvertida y no se practica en todos lados. Algunos expertos creen que mejora la orientación y la conciencia del medio ambiente, mientras que otros la critican por carecer de eficacia y ser insensible.

237. Estoy encargado de un asilo y algunos de los pacientes molestan a otros al gritar. Soy consciente de que la

investigación critica el uso excesivo de medicamentos en los asilos. ¿Existe alguna otra forma en que pueda resolver este problema?

A veces, las personas con demencia gritan porque tienen dolor o incomodidad que puede deberse a diversas causas (como las que se dan para la inquietud en la pregunta 134). Cuando no se puede identificar una causa, se podría detener la conducta difícil sin recurrir a los medicamentos.

Si la conducta se inicia en un suceso o situación particular, es posible actuar para evitarlo. Por ejemplo, si empieza a gritar cuando alguien espera la comida, asegurarse de que se le dé primero la comida puede mejorar a veces la situación. Si no se encuentra un activador obvio, puede ayudar el prestar atención a la persona con demencia cuando no está gritando, en lugar de responder en cuanto empiezan a gritar. Esto tiene el efecto de premiar la conducta más deseable, en lugar de reforzar la conducta difícil.

238. ¿Qué es un Snoezelen?

Un Snoezelen es una habitación especial diseñada para estimular suavemente los sentidos mientras ayuda también a que se relajen las personas agitadas. Tiene lugares cómodos para sentarse, luces de colores en movimiento y música tranquilizadora; algunos Snoezelenes también tienen aromas agradables. Aunque se necesita más investigación sobre el valor de esta forma de terapia, se cree que son útiles para algunas personas con demencia.

Medicina complementaria

239. ¿La medicina alterna o complementaria podría ayudar a una persona con enfermedad de Alzheimer?

No existen razones para que una persona con esta enfermedad no pruebe las terapias alternas o complementarias. Existen muchos enfoques posibles, como la homeopatía, la acupuntura, los masajes, la aromaterapia y la curación espiritual. Por desgracia, por la naturaleza de estos tratamientos, a menudo no se han valorado sus resultados, pero esto no debe impedirte buscar consejos en ellos o ponerlos en práctica. Una advertencia: si decides probar una forma de terapia alterna o complementaria, siempre es sensato consultar con un especialista que esté acreditado por un grupo profesional.

240. A mi esposa le diagnosticaron enfermedad de Alzheimer y me gustaría acudir a un curandero espiritual ¿Cómo lo hago?

Los curanderos espirituales, que también se conocen como curanderos por contacto o por la fe, tratan a personas que sufren de una amplia variedad de enfermedades, como la enfermedad de Alzheimer. Como con otros tratamientos complementarios, sería sensato consultar con un experto que se someta a un código de conducta de una organización reconocida.

13

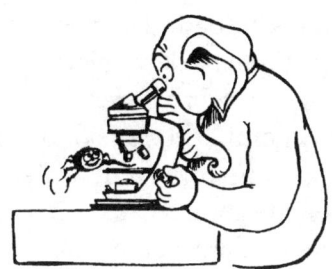

Investigación

Introducción

A nivel mundial, se realiza una enorme investigación sobre la enfermedad de Alzheimer y otras demencias. La necesidad de investigación es urgente porque la gente vive más tiempo, y está aumentando el número de personas que tiene demencia. La demencia es una enfermedad penosa y sus efectos son de largo alcance. La necesidad de cuidar de las personas con demencia toma tributo de las personas que se encargan de cuidar y de los gobiernos que proporcionan los recursos. Este capítulo tiene preguntas en las áreas de investigación importantes y en varios temas relacionados con la misma.

Apreciación general de la investigación

241. ¿Cuáles son las principales áreas de investigación de la demencia en el presente?

Las tres principales áreas son: buscar las causas de la demencia, crear medicamentos que puedan retardar el avance de la demencia, y tratar de encontrar mejores formas para ayudar a los cuidadores de esos enfermos.

Ya se ha descubierto mucho sobre los cambios que ocurren en el cerebro de las personas con diversos tipos de demencia. Sin embargo, se conoce mucho menos de la razón de que ocurran esos cambios. Hasta que los investigadores puedan encontrar las causas que producen la enfermedad de Alzheimer y otras demencias, se tendrá poca esperanza de encontrar una cura.

La investigación de los tratamientos para la demencia continúa concentrándose en crear medicamentos que retarden el avance de la enfermedad. Algunos medicamentos, por ejemplo, los que inhiben la colinesterasa (ver la pregunta 219), parecen funcionar en algunas personas, al menos por unos cuantos meses. Sin embargo, se necesita mucha más investigación para mejorar estos tratamientos de medicamentos y posiblemente otros nuevos.

También se está realizando investigación importante para tratar de identificar las mejores formas de ayudar a los cuidadores a hacer frente a las enormes dificultades que enfrentan (ver la pregunta 262).

242. ¿Dónde puedo obtener información actualizada y correcta sobre la investigación de la enfermedad de Alzheimer?

La información sobre la investigación de esta enfermedad se puede conseguir en la Sociedad para la Enfermedad de Alzheimer. Esta organización trata de mantenerse al tanto de las nuevas tendencias de la investigación a escala mundial y frecuentemente produce artículos informativos fáciles de entender sobre las nuevas tendencias. El boletín mensual de la Sociedad para la Enfermedad de Alzheimer también proporciona información sobre la investigación. Cada mes, un investigador contribuye con un artículo sobre un tema de investigación actual.

A menudo, periódicos, revistas, programas de radio y televisión tienen reportajes de la enfermedad de Alzheimer y de otras demencias. Sin embargo, es importante recordar que no toda la información que proporcionan es exacta. Además, en la prensa popular existe la tendencia a exagerar en los descubrimientos de investigación inicial que parecen prometedores. Con mucha frecuencia, tienden a exagerar o asignar mal las afirmaciones que se hacen.

Si tienes acceso a Internet, puedes descubrir que es una fuente útil de información sobre la investigación de la enfermedad de Alzheimer.

243. ¿De dónde proceden los fondos para la investigación médica de enfermedades como la de Alzheimer?

Existen tres fuentes principales para proporcionar fondos para investigación médica y son el gobierno (empleando los ingresos que proceden de los impuestos), compañías farmacéuticas y la beneficencia.

El gobierno financia la mayor parte de la infraestructura a largo plazo para la investigación médica (incluyendo hospitales y departamentos de investigación universitarios), además de proporcionar dinero para proyectos específicos de investigación médica.

Las compañías farmacéuticas contribuyen, en conjunto, con una parte importante de todos los fondos de investigación médica. Crear nuevos medicamentos cuesta mucho, pero los beneficios de un medicamento para una enfermedad común, como la enfermedad de Alzheimer, son potencialmente enormes.

Las compañías farmacéuticas proporcionan fondos a la investigación en sus propios laboratorios y también es frecuente que hagan pruebas de medicamentos (ver la pregunta 253).

La beneficencia, como la Sociedad para la Enfermedad de Alzheimer, también gasta cantidades significativas en investigación todos los años. Por lo general, el dinero de la beneficencia se gasta en financiar proyectos de investigación específicos, que se seleccionan con cuidado por su calidad y efectividad. En los últimos años, la Sociedad para la Enfermedad de Alzheimer ha proporcionado fondos para investigación del diagnóstico, lesiones cerebrales, para prevenir caídas, tensión en los cuidadores y la neuroquímica de la enfermedad de Alzheimer.

244. ¿Existe colaboración internacional para la investigación de la enfermedad de Alzheimer como sucede con el SIDA?

Los proyectos específicos de investigación suelen ser locales o nacionales. Sin embargo, los investigadores que participan en estos proyectos pertenecen a una comunidad científica más amplia. A menudo, los científicos de muchos países se unen en conferencias internacionales para compartir sus ideas y presentar sus descubrimientos en la investigación. Entre los grupos que organizan esas conferencias se encuentran la Asociación Internacional Psicogeriátrica y la Sociedad Internacional de Enfermedad de Alzheimer. Los investigadores también leen diarios médicos publicados en otros países y se comunican con colegas de otros países a través de Internet.

245. A pesar de la publicidad exagerada de los medios de comunicación, me parece que ningún medicamento nuevo para la enfermedad de Alzheimer sale al mercado. ¿A qué se debe?

Miles de científicos de todo el mundo están trabajando duro para encontrar mejores tratamientos para la demencia. Cuando se encuentran tratamientos potenciales, es una noticia estimulante y reciben mucha publicidad de los medios de comunicación. Sin embargo, no se vuelve a oír de muchos "descubrimientos" porque no funcionan tan bien como se creyó inicialmente o porque se descubre que no son seguros. Incluso cuando una línea de investigación conduce a un nuevo tratamiento, como el medicamento donepezil (ver la pregunta 219), siempre existe un periodo de investigación de varios años entre los resultados iniciales de investigación y que se otorgue una licencia para que se distribuya el medicamento.

246. ¿Qué garantiza que algún día se dará seguimiento a los resultados de una investigación que sugieren que un tratamiento nuevo para el Alzheimer puede ser efectivo?

Aunque no existe garantía, es casi seguro que se dará seguimiento a cualquier tratamiento nuevo que pudiera ser efectivo para tratar la enfermedad de Alzheimer. En la actualidad, existe mucho interés en encontrar tratamientos que reduzcan el sufrimiento y la carga económica que la enfermedad de Alzheimer causa a quienes la padecen y sus cuidadores. La beneficencia que se ocupa de esta enfermedad, el gobierno y también las compañías farmacéuticas, están muy interesadas en esta área de investigación.

Tratamientos experimentales

247. He leído sobre el donepezil para tratar la enfermedad de Alzheimer. ¿Se están creando nuevos medicamentos?

El donepezil pertenece a un grupo de medicamentos llamados inhibidores de la colinesterasa (ver la pregunta 219).

También está disponible la rivastigmina, otro inhibidor de la colinesterasa. Se espera que otros medicamentos de este tipo, como metrifonato y galantamina, estarán disponibles en el futuro cercano.

Se están investigando muchos otros medicamentos, como los que aumentan directamente la cantidad de acetilcolina (ver la pregunta 219) en el cerebro, y también medicamentos que protegen al cerebro de daños, como la vitamina E y la selegilina (la cual se emplea en la enfermedad de Parkinson). Los estrógenos y la aspirina también pueden resultar útiles. También se están investigando los extractos de musgos y plantas, como el Gingko biloba.

248. ¿Qué es el factor de crecimiento de los nervios? He escuchado que puede ser útil para tratar la enfermedad de Alzheimer.

Un tipo de célula cerebral, las neuronas colinérgicas, muere conforme avanza la enfermedad de Alzheimer. Estas células producen la sustancia química acetilcolina, que parece participar en el funcionamiento de la memoria. Conforme mueren las neuronas colinérgicas, cae el nivel de acetilcolina en el cerebro y empeora la memoria. El factor de crecimiento de los nervios es un compuesto que estimula esas células, quizá reduciendo la velocidad a que mueren.

Científicos en Suecia han administrado recientemente factor de crecimiento de los nervios en una persona con enfermedad de Alzheimer y los resultados parecen prometedores. Sin embargo, se necesita investigar mucho más antes de que este tratamiento esté disponible para todos. El factor de crecimiento de los nervios se inyectó directamente en el cerebro, lo que hace que el tratamiento sea difícil y peligroso.

249. Estoy seguro de haber leído que los médicos pueden transplantar tejido cerebral para curar la enfermedad de Alzheimer, como han hecho con la enfermedad de Parkinson. ¿Es así?

Aún no. La idea de transplantar tejido cerebral para tratar la enfermedad de Alzheimer aún está en pañales. Además, incluso si la investigación muestra que estos tratamientos funcionan, es poco probable que estén disponibles en muchos años.

La idea de un transplante se basa en el descubrimiento de que las células cerebrales de un tipo especial (llamadas neuronas colinérgicas) mueren conforme avanza la enfermedad de Alzheimer. Estas neuronas producen la sustancia química acetilcolina, que parece tener una función en la memoria. Si se pueden transplantar al cerebro de una persona con enfermedad de Alzheimer, es posible que mejore la memoria. Se ha probado un enfoque similar, que utiliza un tipo diferente de células, con un éxito limitado, en el tratamiento de la enfermedad de Parkinson.

Ayudar a la investigación

250. Le dijeron a mi marido que tiene demencia pero que está apenas empezando. Hemos hablado al respecto y estamos interesados en ayudar a la investigación para encontrar una cura. ¿Qué se puede hacer?

En la actualidad, se están realizando gran cantidad de estudios para encontrar nuevos tratamientos para la demencia. Para participar en un estudio, tu marido debe satisfacer diversos criterios de admisión. Por lo general, esto significa que no existe duda alguna respecto al diagnóstico de demencia, que la demencia no está en una etapa avanzada y que la persona esté muy bien en lo físico, aparte de la demencia.

Quizá sea mejor hablar primero con el médico general de tu marido. Es posible que él los ponga en contacto con un médico (quizá un psiquiatra, geriatra o neurólogo) en el hospital local que pueda tener información sobre estudios que se estén realizando cerca de tu hogar. Por otro lado, la Sociedad para la Enfermedad de Alzheimer puede tener información sobre las pruebas que se estén llevando a cabo en tu área.

251. Mi esposa tiene enfermedad de Alzheimer y me gustaría que algo bueno saliera de esto. Cuando muera, me gustaría que se donara su cerebro para investigación médica. Pero, ¿es posible sin su consentimiento? En la actualidad, está demasiado enferma para dar el consentimiento ella.

Es posible que el cerebro de tu esposa se utilice para investigación médica sin su consentimiento. Si debes sugerir este procedimiento depende en gran medida de lo que creas que tu esposa hubiera querido. Por ejemplo, si sabes que se oponía a la donación de órganos o la investigación, es probable que no debas permitir que el cerebro se utilice en la investigación. Sin embargo, si sientes que hubiera sido su deseo ayudar a la investigación médica de esta forma, haz arreglos para donar su cerebro después de su muerte.

252. He escuchado que existe un banco para los cerebros de las personas que han muerto de enfermedad de Alzheimer. ¿Qué pueden aprender los investigadores de esos cerebros donados?

Los científicos de muchos países, como Inglaterra y los Estados Unidos, tienen bancos de cerebros, donde se almacenan y estudian los cerebros de personas que murieron de enfermedad de Alzheimer y de otras demencias. Examinar cerebros de personas que murieron de demencia puede proporcionar mucha información a los científicos que buscan causas y curas para la demencia.

Una razón de que sea útil examinar el cerebro de un paciente de demencia después de su muerte es que puede ser muy difícil estar totalmente seguro del tipo de demencia que tiene. En general, sólo empleando un microscopio para estudiar el tejido cerebral extraído después de la muerte de una persona, es posible hacer un diagnóstico definitivo.

También puede ser útil para los investigadores poder estudiar el cerebro de una persona que murió de demencia junto con otras investigaciones que se llevaron a cabo mientras estaba viva. Esto es útil, por ejemplo, cuando se investigan las causas de la demencia y también al tratar de valorar los efectos de los tratamientos experimentales.

Pruebas de medicamentos

253. ¿A qué procesos se debe someter un medicamento antes de que esté disponible para uso general?

Antes de que un medicamento pueda obtenerse en cualquier parte, sea con una receta o sin necesitarla, se debe someter a numerosas pruebas para asegurar que funciona y que es seguro. Sólo una pequeña proporción de los medicamentos que se están creando estará disponible para uso de los pacientes.

Si se cree que una sustancia tiene potencial, se prueba primero en el laboratorio y después se hacen pruebas con voluntarios humanos sanos. Después, se puede administrar el medicamento a pacientes seleccionados que toman parte en pruebas de medicamentos que se supervisan cuidadosamente. Si las pruebas extensas muestran que un medicamento es útil y seguro, se puede aprobar. Esto puede requerir de muchos años desde el descubrimiento del medicamento. Sólo después de que se ha aprobado y autorizado un medicamento, puede una compañía farmacéutica comercializarlo o recetarlo los médicos a los pacientes, aparte de los que toman parte en las pruebas del medicamento.

254. ¿Qué sucede si estamos de acuerdo en que mi marido ayude en unas pruebas de medicamentos?

El procedimiento usual es que tú y tu marido vayan a ver a un médico u otro investigador que participa en las pruebas. Es probable que los entrevisten a los dos y les pidan que llenen un cuestionario. Es probable que le hagan a tu marido un examen físico completo, una prueba de memoria, pruebas de sangre y quizá una prueba de la función cardiaca.

Si se considera elegible a tu marido para la prueba, se le dará un suministro de tabletas. Pueden ser el nuevo medicamento o un placebo (un compuesto inactivo, por lo general, un azúcar inofensiva). Ni tú, ni tu marido, ni los investigadores que veas sabrán que tabletas recibe. Se te darán instrucciones sobre cuántas tabletas necesita tomar tu marido y con cuánta frecuencia. Es importante que trates de asegurarte que se sigan esas instrucciones.

Después tú y tu marido necesitarán ver al investigador con regularidad, por lo general, durante un periodo de al menos 16 semanas, de manera que se pueda supervisar la condición de tu marido. Es probable que necesite más pruebas de sangre y de memoria cada vez que van con el investigador. Se te puede preguntar cómo crees que está tu marido.

255. Mi marido está tomando parte en un estudio en el que se realizan pruebas para un nuevo tratamiento de la enfermedad de Alzheimer. Pero no me han dicho si está tomando el medicamento o el placebo. ¿Por qué es así?

Tu marido participa en un estudio que se conoce como prueba con control de placebo. En este tipo de pruebas, algunos de los participantes reciben el medicamento activo, mientras que otros reciben un placebo (un compuesto inactivo, por lo general, un azúcar inofensivo) que se ven idénticos. No se dice a los participantes si se les está administrando el medicamento o el placebo, ya que dar a la gente esta información podría afectar los resultados de la prueba. La prueba también será lo que se llama una prueba doble ciego, lo que significa que los investigadores que veas tampoco sabrán cuál es cual, porque este conocimiento podría afectar la forma en que tratan a los distintos participantes y de esta forma afectarían los resultados de la prueba.

La razón de dar a algunas personas un placebo cuando se prueba un nuevo medicamento es que la participación en una prueba puede causar una mejoría que se podría pensar se debe al medicamento. Por ejemplo, visitar con regularidad el hospital, completar cuestionarios y conversar con un investigador puede hacer que algunas personas parezcan más vivas y menos confundidas. Por lo tanto, las personas que participan en este tipo de prueba se tratan exactamente de la misma manera sin importar si reciben el medicamento o un placebo. Si no sabes tú, tu marido y el investigador si tu marido está tomando el placebo o el medicamento activo, es probable que cualquier cambio que se obtenga en las personas que reciben el medicamento activo se deba al medicamento en sí más que al efecto de estar en una prueba.

Al final de la prueba, cuando los resultados se examinan, se compara la respuesta general de las personas que recibieron el placebo con la respuesta de las que recibieron el medicamento activo. Si hay mejoría en el grupo que tomó el medicamento activo, en comparación con el grupo de placebo, sugiere que el nuevo medicamento funciona. Además, incluso si ambos grupos empeoran, pero el grupo del medicamento activo está menos mal que el grupo de placebo, sugiere que el medicamento produce algún beneficio. El nuevo medicamento puede retrasar el avance de la enfermedad. Sin un grupo de placebo como control, no se notaría este beneficio en la prueba.

256. Mi marido ha participado en la prueba de un medicamento nuevo y parece ir bien. Ya detuvieron la prueba, ¿puede continuar tomando el medicamento?

En gran medida, la respuesta depende de la compañía que lleva a cabo la prueba. En algunos casos, los pacientes que han tenido buenos resultados con un medicamento en particular, podrán seguir usándolo. En otros casos, no será posible, al menos, por el momento. Si la prueba tiene éxito, el médico de tu marido, por supuesto, podrá recetar el medicamento a tu marido, cuando se pueda obtener.

257. Cuando una persona está en una prueba de medicamentos, ¿por qué debe hacer tantas visitas al hospital? ¿Por qué no sólo verla una vez al final?

Las visitas frecuentes al hospital para ver a las personas que dirigen la prueba pueden parecer que consumen tiempo, pero son muy importantes. Lo que los investigadores buscan en una prueba es una tendencia a la mejoría. Si la memoria del participante se probara sólo al principio y al final de la prueba, los investigadores no sabrían si el participante sólo tuvo un buen día o uno peor cuando se les hace el seguimiento. Otra razón importante para las visitas frecuentes durante el transcurso de una prueba es que permite supervisar a los participantes en caso de que tengan efectos secundarios que podrían indicar que se debe dejar de usar el medicamento.

258. ¿Qué sucede si el medicamento que se da en una prueba resulta ser dañino?

Antes de que un medicamento nuevo se administre a pacientes, incluso en pruebas, se experimenta con él en forma muy completa. Se somete a pruebas de laboratorio y después se administra a un grupo de voluntarios sanos. Después, se da a un pequeño número de pacientes en una prueba preliminar que se supervisa con minuciosidad. Sólo después de que un medicamento ha pasado todas estas pruebas, se le considerará para una prueba de medicamentos más general.

A pesar de todas las precauciones que se hacen durante las pruebas, algunos medicamentos resultan tener raros efectos secundarios que sólo son obvios cuando se administran a grandes números de personas. Existe un pequeño riesgo al tomar cualquier medicamento, pero el riesgo puede ser un poco mayor con los medicamentos nuevos. Por esta razón, los investigadores que supervisan una prueba de medicamentos vigilarán de cerca de los participantes y querrán saber de inmediato si aparece algún efecto secundario preocupante.

A veces, un medicamento produce efectos secundarios impredecibles. Si sucede y alguien sufre como resultado de ellos, puede ser elegible para compensación en algunas circunstancias.

Otras áreas de investigación

259. ¿Qué nos puede indicar la investigación genética sobre el desarrollo de la enfermedad de Alzheimer y cómo se podría dar uso práctico a esta información?

La investigación genética ha identificado ya varios genes que participan en el desarrollo de la enfermedad de Alzheimer (ver la pregunta 10). Se espera que la investigación posterior pueda mostrar cómo los genes anormales causan o ayudan a que se produzca la enfermedad.

La primera aplicación práctica de la investigación genética sobre las causas de la enfermedad de Alzheimer ha sido el desarrollo de una prueba de clasificación (ver la pregunta 61) para la rara forma hereditaria de la enfermedad. La utilidad de crear pruebas genéticas para otras formas de la enfermedad parece menos clara en este momento, en especial, si no existe una cura para la enfermedad.

En teoría, sería posible en alguna etapa reemplazar o reparar los genes dañados, incluyendo los que participan en la aparición de la enfermedad de Alzheimer. Sin embargo, la investigación de este tipo aún se encuentra en pañales y no se pueden esperar resultados por muchos años.

260. ¿Se han realizado investigaciones de tratamientos no médicos para la demencia?

Se ha realizado cierta investigación en diversos tratamientos no médicos para la demencia. Por ejemplo, los investigadores han examinado el uso de luces brillantes y música para ayudar con la conducta agitada, el uso de campos magnéticos fuertes para tratar de mejorar la memoria y los efectos en el cerebro del ejercicio físico y mental. Algunos de los descubrimientos parecen promisorios, pero se necesita más investigación.

261. ¿Se realiza investigación de formas para ayudar a los cuidadores para arreglárselas con el cuidado de personas con demencia?

Ésta es una importante área de investigación. La mayoría de las personas con demencia son cuidadas en sus propias casas, lo que representa una carga pesada para los miembros de la familia que los cuidan. La investigación se ha concentrado en formas para aligerar esta carga. Por ejemplo, se ha demostrado que cuidados de día (ver la pregunta 174) reduce significativamente la tensión de los cuidadores. Además, se ha demostrado que es un uso eficiente de las camas de hospital o de asilo proporcionar cuidados de respiro (ver la pregunta 176) para personas con demencia de manera que los cuidadores puedan tener tiempo libre.

262. ¿Se ha realizado investigación que muestre cómo se puede ayudar a los cuidadores a mejorar la forma en que se encargan de sus parientes con demencia?

Se ha realizado mucha investigación sobre cómo afecta al cuidador el cuidar a alguien con demencia y la forma de reducir la tensión de éste. La investigación ha mostrado que en general los cuidadores hacen un excelente trabajo a pesar de no tener entrenamiento formal. Muchos cuidadores experimentan un cambio importante en su estilo de vida como resultado de cuidar a alguien con demencia. A pesar de esto, muchos cuidadores no suelen emplear al máximo el apoyo que pueden obtener de otros miembros de la familia, de la seguridad social y de los grupos de apoyo para cuidadores. Las exigencias de cuidar a una persona con demencia producen un mayor riesgo de problemas físicos y depresión en algunos cuidadores. Hasta cierto grado, estos problemas pueden reducirse recibiendo ayuda de otros miembros de la familia, aprendiendo a hacer frente a las conductas problemáticas y teniendo buen apoyo e información de médicos, enfermeras y otros profesionales.

Un estudio en Australia mostró que los cuidadores de personas con demencia mejoraban la calidad del cuidado si se les impartía un curso de entrenamiento intensivo en un centro de día al que asiste la persona que están cuidando. Estos cuidadores también parecen menos tensos por las exigencias que se les hacen.

Glosario

Los términos que aparecen en *cursivas* en estas definiciones indican otras definiciones en el glosario.

acetilcolina: Sustancia de un grupo que se conoce como *neurotransmisores*. Se encuentra en todo el cerebro y permite que se comuniquen las células nerviosas entre ellas. En la *enfermedad de Alzheimer*, la concentración de acetilcolina es más baja de lo normal.

alucinación: Percepción (auditiva, de la vista, del olfato o de la sensación) sin un estímulo apropiado. Por ejemplo, oír voces cuando no está nadie. Las alucinaciones son muy comunes en personas con *demencia*.

amiloidea: Proteína que se encuentra en el cerebro de personas con *enfermedad de Alzheimer*. Se deposita por todo el cerebro en masas microscópicas que se conocen como placas. Se desconoce su función y pueden causar el deterioro de la función cerebral.

apoplejía: resultado de una hemorragia en el cerebro o de un coágulo de sangre en una arteria del cerebro, que causa parálisis de parte o todo un lado del cuerpo, pérdida del habla, pérdida de la conciencia o la muerte. La parálisis puede ser de inicio repentino o gradual.

Aricept: Nombre registrado del *donepezil*.

asilo residencial geriátrico: Casa de cuidados que ofrece servicio de vigilancia las 24 horas.

asilo residencial: Alojamiento para personas que ya no pueden realizar las tareas cotidianas o mantener una casa independiente pero que no necesitan cuidados de enfermería.

banco de cerebros: Nombre que se emplea para una provisión de cerebros extraídos después de la muerte. El tejido que se extrae del cerebro de personas que han muerto de *demencia* puede proporcionar material invaluable para los científicos que buscan las causas y la cura para la enfermedad.

calmantes: Medicamentos que se emplean para ayudar a las personas que están muy ansiosas. Estos medicamentos pueden causar un aumento de la confusión en personas con *demencia*.

centro de día: Un lugar, perteneciente a la seguridad social o una organización voluntaria para personas que no pueden cuidarse solas. Las personas asisten al centro durante el día y vuelven a casa en la noche.

cerebral: Adjetivo para referirse al cerebro.

colinérgico: Relacionado con la *acetilcolina*. Por ejemplo, una neurona colinérgica es una célula cerebral que contiene la sustancia *acetilcolina*.

confusión: Estado en que problemas con la memoria y la concentración perjudican el funcionamiento del cerebro.

corteza cerebral: Las capas externas del cerebro, cuya función es pensar, la memoria y la interpretación de la percepción o los sentidos.

cromosomas: Estructuras microscópicas como hebras que están presentes en todas las células. Son acumulaciones de *genes*, que contienen la información genética que se transmite de generación en generación.

cuidado diurno: Proporcionar cuidado durante el día en un *centro de día*. El cuidado diurno para personas con demencia puede incluir ayuda práctica, como para bañarse, quiropodista, etc., y también actividades, como *terapia de reminiscencia* y ejercicios.

cuidador: En su sentido más amplio, es una persona que proporciona ayuda y apoyo a otra persona, por lo general, a un pariente o amigo. En forma más específica, un cuidador es alguien que cuida a una persona que necesita ayuda con su vida diaria, y que de otra manera no podría vivir independientemente en su casa.

cuidados comunitarios: Término que abarca los servicios de cuidados de salud y sociales que se proporcionan a personas de la comunidad, por lo general, en su propia casa.

cuidados de respiro: Un servicio o recurso que permite que los *cuidadores* tengan tiempo libre. El cuidado de respiro puede obtenerse en un *asilo residencial* o *asilo de cuidados prolongados*, en la casa de la persona o con otra familia.

demencia: Término que se emplea para describir el deterioro de la función cerebral y que afecta la memoria, la capacidad de pensar y la concentración. Por lo general, la demencia empeora en forma progresiva y con el tiempo hace que sea imposible que la persona haga frente a la vida sin ayuda. Existen muchas causas para la demencia, como *enfermedad de Alzheimer*, *demencia vascular*, *enfermedad de cuerpos de Lewy* y *enfermedad de Pick*.

demencia del lóbulo frontal: Una *demencia* en que el proceso de la enfermedad afecta principalmente los *lóbulos frontales* del cerebro. Afecta menos la memoria que otras demencias, pero pueden haber problemas importantes con la pérdida de la motivación y la *desinhibición*.

demencia por infartos múltiples: Otro nombre de la *demencia vascular*.

demencia vascular: Tipo de *demencia* que se asocia a problemas que afectan la circulación de la sangre al cerebro, como los que se pueden producir por una serie de pequeños ataques de *apoplejía*.

depresión: Una enfermedad en que los síntomas principales son una sensación de abatimiento, desconsuelo y pérdida del ánimo. La depresión puede afectar el sueño, el apetito, la motivación y la concentración. Se puede tratar.

deshidratación: Estado en que es insuficiente el agua del cuerpo. Ocurre cuando la ingestión de fluidos no puede equilibrar la pérdida de líquidos por transpiración, vómito o diarrea.

desinhibición: Pérdida del sentimiento de vergüenza que normalmente ayuda a controlar las acciones de una persona. La desinhibición produce conducta inapropiada.

desorientación: Estado en que la persona pierde la conciencia de tiempo y lugar. Por ejemplo, puede no recordar la fecha o incluso el año, y puede no ser capaz de decir dónde está.

diagnóstico: El proceso de identificar y determinar una enfermedad partiendo de los síntomas y signos de una persona. Hacer el diagnóstico puede implicar sólo hablar con el médico y un examen físico. En otros casos, es necesario hacer también exámenes especiales.

donepezil: También se le conoce por el nombre comercial Aricept, el donepezil es un *medicamento con anticolinesterasa*. El donepezil puede retardar el avance de la *enfermedad de Alzheimer* en algunas personas.

efectos secundarios: Los efectos "extra" e indeseables que ocurren además de los efectos terapéuticos deseables de un medicamento. La mayoría de los medicamentos tienen algunos efectos secundarios, los cuales variarán de una persona a otra y que por lo general desaparecen cuando el cuerpo se acostumbra al medicamento particular.

enema: La introducción de una medicina directamente al recto a través del ano. La razón más común para administrar un enema es aliviar el estreñimiento.

enfermedad de Alzheimer: La causa más común de *demencia*. Por lo general, empieza después de la edad de 65 años y produce una pérdida gradual y progresiva de la memoria y de otras funciones del cerebro.

enfermedad de Creutzfeldt Jakob: Forma muy rara de *demencia* causada por un agente infeccioso llamado prión. Además de la pérdida de memoria, es común que esta enfermedad cause espasmos musculares, ceguera y problemas al caminar. La muerte tiene lugar en un año, más o menos.

enfermedad de cuerpos de Lewy: Tipo de *demencia* en que aparecen acumulaciones anormales de proteína en el cerebro, conocidas como cuerpos de Lewy. Es típico que las personas con enfermedad de cuerpos de Lewy muestren más variación en sus habilidades mentales de un día a otro que lo normal en otras demencias.

enfermedad de Huntington: También se llama en ocasiones corea de Huntington, enfermedad en que el deterioro mental se presenta junto a contracciones involuntarias y espasmos musculares.

enfermedad de Parkinson: Enfermedad crónica del sistema nervioso que se caracteriza por lentitud de movimientos, temblor y cara inexpresiva. Algunas personas con este mal también padecen *demencia*.

enfermedad de Pick: *Demencia* poco común que por lo general afecta a personas más jóvenes que la *enfermedad de Alzheimer*. Afecta el lenguaje y la personalidad antes de que haya un cambio significativo en la memoria.

epidemiología: El estudio de la presencia de una enfermedad en una población más que en un individuo. La epidemiología puede ayudar a identificar las causas de una enfermedad y mostrar si es más probable que algún grupo particular la contraiga.

estado de confusión aguda: Condición en que la persona está confundida respecto a un asunto por horas o días. Las causas posibles incluyen infecciones en pecho o vejiga, un *ataque de apoplejía*, diversos medicamentos e incluso estreñimiento. Por lo general, mejora si se trata la causa.

fisioterapeuta: Persona entrenada para realizar tratamientos físicos para problemas de articulaciones y músculos.

genes: Material que se encuentra en los cromosomas. Los genes portan el plan general del cuerpo: la información que dicta cómo están construidos nuestros cuerpos, incluyendo el color de los ojos y de la piel, qué tan altos seremos, nuestro sexo y muchos otros detalles. Algunos genes tienen defectos, o mutaciones, que causan enfermedades.

geriatra: Médico que se especializa en el tratamiento de enfermedades físicas en personas de edad avanzada.

grupo de apoyo: Grupo que también se conoce como grupo de autoayuda, que tiene el propósito de proporcionar apoyo mutuo para sus miembros. Un grupo de apoyo da a los *cuidadores* la oportunidad para compartir sus sentimientos, problemas e información con otras personas que tienen experiencias similares.

homeopatía: Rama de la medicina complementaria que se basa en el principio de que "lo similar cura lo similar". Un homeópata recetará cantidades muy diluidas de sustancias que en mayores cantidades producen los mismos síntomas de la enfermedad que se está tratando.

incapacitado mentalmente: Ser incapaz, por un trastorno mental, de encargarse de asuntos financieros y de otros tipos.

incontinencia: Salida involuntaria o inapropiada de orina o heces. Se puede conseguir ayuda de consejeros para la incontinencia.

inhibidor de la colinesterasa: Nombre alterno para un *medicamento con anticolinesterasa*.

laxante: Medicina que trata el estreñimiento proporcionando fibra o estimulando el intestino.

lóbulos frontales: Partes de la *corteza cerebral* situadas en la parte frontal del cerebro. Es el área del cerebro que controla el movimiento del cuerpo. También participa en las "funciones superiores", como la planificación, resolver problemas e iniciativa.

medicamento genérico: Medicamento que se vende con su nombre médico oficial (el nombre genérico) más que con un nombre de marca patentado.

medicamentos anticolinérgicos: Nombre de medicamentos que invierten o inhiben la acción de la *acetilcolina* en las células nerviosas.

medicamentos antipsicóticos: Grupo de *calmantes*, también conocidos como neurolépticos, que ayudan a reducir los síntomas de agresión. También se pueden emplear para tratar *alucinaciones*. Ejemplos son clorpromazina (Largactil) y tioridazina (Melleril).

medicamentos con anticolinesterasa: Grupo de medicamentos, también conocidos como inhibidores de la colinesterasa, que detienen la degradación de *acetilcolina*. Estos medicamentos pueden ayudar a retardar el avance de la *enfermedad de Alzheimer* en algunas personas. *Donepezil* (Aricept) es un ejemplo.

medicamentos neurolépticos: Otro nombre para *medicamentos antipsicóticos*.

medicamentos sedantes: Medicamentos que se emplean para reducir los síntomas de ansiedad y agitación, y para ayudar a dormir a la gente. Los medicamentos sedantes pueden aumentar la confusión en personas con demencia.

medicina complementaria: Enfoque a los cuidados de la salud que explora alternativas a los tratamientos convencionales. Acupuntura, *homeopatía*, aromaterapia y curación espiritual son ejemplos de terapias complementarias.

médico consultor: Médico que por lo general trabaja en un hospital y que tiene conocimiento especializado en un campo particular de la medicina. Los médicos consultores que participan en el cuidado de gente con demencia son *geriatras, neurólogos* y *psiquiatras*.

memoria: La retención en la mente de información que se puede recordar después.

multidisciplinario: Se refiere a un equipo formado por profesionales de diferentes especialidades y que típicamente incluye médicos, enfermeras, *psicólogos, trabajadores sociales* y *terapeutas ocupacionales*.

neurólogo: Médico que se especializa en el diagnóstico, tratamiento y control de enfermedades del sistema nervioso.

neurona: Célula nerviosa.

neurotransmisores: Grupo de sustancias químicas del cerebro que permiten que las células nerviosas se comuniquen entre ellas. Los grupos de células nerviosas adyacentes tienden a emplear el mismo neurotransmisor. Ejemplos son *acetilcolina*, serotonina y dopamina.

organizaciones voluntarias: Cualquier organización que funciona como empresa no lucrativa. Muchas de las personas que trabajan en organizaciones voluntarias lo hacen sin pago.

orientación de la realidad: Tratamiento psicológico en que se aprovecha toda oportunidad para hacer que las personas con demencia sean conscientes del tiempo, de dónde están y del mundo que las rodea.

placebo: El nombre que se da en las *pruebas doble ciego* a la sustancia inactiva con que se compara un medicamento activo. Es una versión "simulada" de un medicamento, de apariencia idéntica al medicamento que se está probando.

poder notarial permanente: Documento legal en que una persona le da a otra el poder para manejar sus asuntos financieros. Sólo se puede otorgar si la persona que proporciona el poder puede comprender lo que está haciendo. Sólo se pone en vigor después de que se registra oficialmente.

prueba clínica: Investigación en que participan pacientes y que está diseñada para averiguar si un nuevo medicamento u otro tratamiento es benéfico para tratar una enfermedad.

prueba doble ciego: Tipo de prueba clínica en que se proporciona a diferentes grupos de personas un tratamiento nuevo, un *placebo* o un tratamiento ya establecido. Ni la persona que se somete a la prueba ni quienes valoran las respuestas saben cuál tratamiento recibe cada persona. Esto sirve para asegurar que cualquier mejoría en la condición de la persona no se debe sólo a que toman parte en la prueba.

pruebas cognitivas: Pruebas que valoran lo bien que puede pensar una persona y lo bien que funciona su memoria.

psicogeriatra: Médico que se especializa en el diagnóstico y tratamiento de enfermedades mentales en personas de edad avanzada.

psicólogo: Persona entrenada en psicología, el estudio de la conducta. Los psicólogos clínicos valoran y tratan a personas con trastornos mentales.

psicoterapia: Una "terapia hablada" que puede ayudar a las personas a comprender sus propios sentimientos y que, por lo tanto, se sienten más confiadas de tratar con ellos.

psiquiatra: Médico que se especializa en el diagnóstico y el tratamiento de enfermedades mentales.

servicios sociales: Departamento del gobierno local responsable de los cuidados no médicos de las personas necesitadas.

SIDA: Abreviatura de Síndrome de Inmunodeficiencia Adquirida.

Snoezelen: Cuarto especial diseñado para estimular suavemente los sentidos y para calmar a personas que están agitadas.

terapeuta ocupacional: Persona que puede aconsejar sobre maneras para ayudar a alguien a mantener sus destrezas e independencia por tanto tiempo como sea posible. También pueden aconsejar sobre medios auxiliares en su hogar.

terapia cognitiva: Tratamiento que involucra hacer que una persona piense de forma distinta en un problema o situación.

terapia de reminiscencia: Tratamiento que tiene la meta de estimular la memoria de la gente mediante películas viejas, fotografías, música, etc.

tiroides: Glándula del cuello que produce una sustancia química conocida como hormona tiroidea. Esta hormona es esencial para el funcionamiento del cuerpo. La deficiencia de la hormona tiroidea es una causa poco común de *demencia*.

tomografía CAT: Abreviatura de Tomografía Axial Computarizada. Otro nombre es *tomografía CT*.

tomografía CT: Tomografía computarizada. Es una tomografía con rayos X que produce una serie de imágenes de "rebanadas" del cerebro. También se conoce como *tomografía CAT*.

tomografía de cerebro: Término general que indica cualquier investigación que produce imágenes del cerebro. Una *tomografía CT* o una *tomografía MRI* muestran rebanadas que atraviesan el cerebro. Una *tomografía SPECT* muestra el suministro de sangre del cerebro.

tomografía MRI: Abreviatura de Tomografía de Imágenes por Resonancia Magnética. Tipo de tomografía del cerebro que crea imágenes empleando un poderoso campo magnético en lugar de rayos X.

tomografía PET: Abreviatura de Tomografía de Emisión de Positrones. Tomografía sofisticada del cerebro que puede examinarlo con gran detalle. Por lo general, no está disponible en la práctica clínica.

tomografía SPECT: Tomografía Computarizada de Emisión de Fotones Individuales. Investigación altamente técnica similar a la *tomografía PET*.

trabajador social: profesional que puede ofrecer consejos en asuntos prácticos relacionados con finanzas, *cuidados diarios* y alojamiento. Un trabajador social examinará los problemas en el contexto de la familia y la comunidad. Algunos se especializan en enfermedades mentales.

VIH: Abreviatura de Virus de Inmunodeficiencia Humana.

vitaminas: Compuestos químicos esenciales para la salud que se encuentran en muchos alimentos. La deficiencia de vitaminas es una causa rara de *demencia*.

Direcciones útiles

Fundación Alzheimer I.A.P.
División del Norte #1044
Col. Narvarte
México, D.F.
Tels. 55-75-83-20 y 55-75-83-23
Fax: 55-75-09-10

Querétaro, Qro.
Robles #611
Col. Juríca
Tel. 18-07-04
Fax: 18-08-61

Reuniónes de grupo de apoyo

- Segundo jueves del mes en el Centro Diurno "Francisco Espinosa Figueroa" (Div. del Nte. #1044 col. Narvarte) a las 6:30 p.m.
- Segundo miércoles del mes en el Hospital López Mateos (Av. Universidad y Rio Churubusco) a las 3:30 p.m.
- Tercer martes del mes en la Asociación de Colonos de Bosques de Echegaray (Hacienda de Temixco #12) a las 6:30 p.m.
- Primer viernes del mes en el Instituto Nacional de Neurología (Insurgentes Sur #3877) a las 12:00 p.m.
- Primer martes del mes en el Centro Diurno "Francisco Espinosa Figueroa" (Robles #611 col. Juríca, Querétaro) a las 6:30 p.m.

Índice alfabético

aburrimiento e inquietud 115
abuso *ver* maltrato
accidentes *ver* seguridad personal
acetilcolina 19, 175, 196, 207
actividades 96-99
   hacer listas de 95
   vacaciones 99-100
acupuntura 189
agitación 114-117
agresión 24, 117-119
agua en el cerebro 43-44
ahorros 164-165
alarmas de humo 104
álbum de recortes 97
alcohol
   ingestión excesiva 85-86
   y demencia 32, 33, 44
alimento *ver* comer
almohadillas para incontinencia 78
alucinaciones 25, 113-114, 207
   tratamientos de medicamentos 182-183
   visuales y enfermedad de cuerpos de Lewy 41-42
aluminio 20-21, 34
Alzheimer, Dr., Alois 13-14
amargura 127-129
amiloidea 207
anemia perniciosa 44-45
anestésicos y demencia 35
animales 98-99
ansiedad
   y demencia 34
   y enfermedad de Alzheimer 183-184
   y enfermedad de Huntington 39
anticolinérgicos, medicamentos 212, 404
anticolinesterasa, medicamentos con 49-50, 86, 169-170, 173-178, 212
   ver también donepezil
antidepresivos 184-185
antipsicóticos, medicamentos 181-182
   y enfermedad de cuerpos de Lewy 42
ApoE *ver* Apoliproteína E (ApoE)
apoliproteína E (ApoE) 20

apoplejía
  definición 207
  mini 36
  y demencias 34, 49, 170-171
apoyo emocional 124-125
APP *ver* proteína precursora amiloidea (APP) 20
área de Broca 38
Aricept 175, 207
  ver también donepezil
aromaterapia 188-189
asesoría
  genética 61
  y enfermedad de Huntington 39
  y pruebas de VIH 61
asilos
  aptitud del personal 151
  averiguaciones 147-148
  cómo escogerlos 149-151
  culpabilidad 131-132, 147
  entrenamiento del personal 151
  fuentes de información 147-148
  maltrato 153-154
  mudarse 151-152
  pagar los gastos 164-165
  privacidad 153
  regulación 149
  tipos 148-149
  ver también asilos de cuidados de enfermería; asilos residenciales geriátricos
  visitas 154-155
asilos de cuidados prolongados 207
  culpabilidad 131-132
  diferencias con los asilos residenciales geriátricos 148-149
  fondos y regulación 149
  fuentes de información 47-48
  meter a alguien 130-131
  pagar los costos 164-165
  y el médico general 138-139
asilos residenciales geriátricos
  definición 207
  diferencias con asilos de cuidados prolongados 148-149
  fondos y regulaciones 149
  fuentes de información 147-148
  pagar honorarios 164-165
Asociación Psicogeriátrica Internacional 194
aspirina 50, 171
ataques de gritos 116, 187-188
aterosclerosis 34
ayuda
  ayudantes para el hogar 141
  cómo conseguirla 133-144
  cuidados de enfermería en casa 141
  en el hogar 140-141
  fuentes 133-134
  necesidades espirituales 135
ayuda en el hogar 141
ayuda financiera, prestaciones 161-164
ayudas para la memoria 94-96

bancos de cerebros 198-199
baño *ver* higiene personal
baños
    para personas incapacitadas 79-80
    uso 78-79
beber alcohol en exceso 85-86
beber *ver* comer y beber
beneficencia 163
beta amiloidea 15
botella para cama 77
boxeo y demencia 35-36
brazalete de alerta médica 106

cabeza, lesiones y demencia 35-36
caídas 104-105
café
    e incontinencia 77
    e inquietud 115
    y dormir 88
cajas para pastillas 86
calmantes 173-174, 178-183, 208
    adicción 181-182
    y enfermedad de cuerpos de Lewy 41-42
    y enfermedad de Parkinson 40-41
cambios de estado de ánimo 22-23
campos magnéticos 204
cansancio en cuidadores 116-117
carne 84
centro de saciedad 81-82

centros de día 99, 142-143, 208
cerebral, definición 208
cerebro
    ejercitarlo 94
    enfermedad de Pick 37-38
    lóbulos del 37-38
    reentrenamiento 95-96
    "reserva cerebral" 170
    y demencia vascular 36
    y enfermedad de cuerpos de Lewy 41
cerebro, tejido
    cambios en 14-15, 19
    trasplantes 197
    y diagnóstico de enfermedad de Alzheimer 15
    y enfermedad de Pick 38
cerebro, tomografías 62-65
chocolates 82
cirugía 185-186
cirugía cerebral 185-186
clínicas para la memoria 56-57
coágulos sanguíneos 36
Cognex 175
cognitivas, pruebas 59, 214
cognitiva, terapia 184, 215
colinérgico 208
comer
    ayudas para 83-85
    carne 85
    dificultad 25
    masticar y tragar 85
    modales en la mesa 84-85
comer y beber 80-86
    y demencia 44-45
cómodo 77

compañías farmacéuticas 193-194, 199-200
complementos vitamínicos 81
comunicación 91-94
   consejos para mejorarla 92-93
concentración, pérdida 22-23
conducir 49, 107-108
conducta, cambio de 22-23, 25, 30
   como hacer frente a conducta difícil 109-121
   y demencia vascular 36-37
   y enfermedad de Pick 32
conducta difícil 109-121
   actitudes de otras personas 120-121
   agitación 114-117
   agresión 24-25
   alucinaciones 113-114
   ataques de gritos 116, 187-188
   conducta sexual 119-120
   enojo 117-119
   en tiendas 98
   falta de reconocimiento 26, 112-113
   inapropiada 25, 119
   inquietud 114-116
   maldecir 119
   perder cosas 111-112
   preguntas repetitivas 84-85
   seguimiento 25, 128-129
   violencia 118-119
   y niños 121
   y vecinos 120-121
conducta repetitiva 127-128
conducta sexual 119-120
confusión 208
   estado de confusión aguda 211
   y operaciones 35
   y tratamiento con medicamentos 173-174
consejo financiero 157-165
   fuentes 158
consejo legal 157-165
   fuentes de 158
consejos
   para ayudar la memoria 95
   para cuidado cotidiano 69-70
   para escoger un asilo 150-151
   para evitar caídas 104-105
   para mejorar la comunicación 92
continencia
   consejos sobre 78
corea 39-40
corea de Huntington *ver* enfermedad de Huntington
corteza cerebral 208
cromosomas 208
cuentas sin pagar 160-161
cuidadores
   amargura 127-129
   apoyo emocional 129-135
   cansancio 116-117, 87-88
   conseguir ayuda 133-144
   cuánta ayuda ofrecer 71
   cuidado diurno 142-143
   cuidados comunitarios 135-140

cuidados de respiro 143-144
culpabilidad 130-132, 147
definición 208
derechos 138
desesperanza 125-127
emociones 123-132
enfermedad y cuidados de respiro 144
enojo 109-110, 127-129
entrenamiento 134, 205
grupo de autoayuda 27
homosexual 125
incapacidades de 139
investigación para ayudarlos 204-205
necesidad de conversación 93
sensación de pérdida 125-127
sentimientos asesinos 126-127
sentimientos sexuales 130
ser seguido a todas partes 128-129
ver también cuidados cotidianos; familias
y retiro prematuro 163
cuidados
continuos 146
cuidado diurno 142-143
cuidados de respiro 143-144
cuidados en el hogar 142
cuidados comunitarios 135-140, 209
servicios que proporciona 140-141
cuidados continuos 146
cuidados, cotidianos 69-89
ayudas para la memoria 94-96
comida y bebida 80-86
comunicación 92-94
consejos generales 70
dormir 87-89
higiene personal 73-80
preguntas generales 69-72
tomar pastillas 86-87
vestirse 72-73
cuidados de enfermeras en el hogar 141
cuidados de respiro 143-144, 151-152
definición 209
cuidados diurnos 142-143, 208
cuidados en el hogar 141-143
cuidados prácticos ver cuidados
culpabilidad 130-132, 147
curación espiritual 189
cursos de entrenamiento 134

deficiencia de tiamina 44-45
deficiencia de vitamina B_1 44-45
deficiencia de vitamina B_{12} 45
deficiencia del factor intrínseco 45
deficiencias de la dieta y demencia 44-45
demencia de infartos múltiples ver demencia vascular
demencia del lóbulo frontal 209
demencia presenil 15-16, 30-31
demencia pugilística 35-36
demencia relacionada con el SIDA 40

demencia senil 15-16, 30-31
demencia vascular 31-33
   y enfermedad de Alzheimer 49
   definición 209
   y fumar 33-34, 170
   tratamiento 170-171
   ¿Qué es? 36-37
demencias
   además de la enfermedad de Alzheimer 29-45
   causas 33-36
   definición 29-32, 209
   infartos múltiples 36
   lóbulo frontal, del 209
   presenil y senil 30-31
   relacionada con el SIDA 40
   tipos 36-45
   vascular *ver* demencia vascular
   y deficiencias de la dieta 44-45
   y edad 32
   y enfermedad de Alzheimer 14-15
   y enfermedad de Parkinson 40-41
dentadura postiza 84-85
depresión 209
   y enfermedad de Alzheimer 24, 50, 53, 184
   y demencia 34
   y enfermedad de Huntington 39
   y enfermedad de Parkinson 41
desesperanza 125-127
desinhibición 209

deshidratación 80, 209
desorientación 24, 210
deterioro cognitivo relacionado con el SIDA 40
diagnóstico 210
   buscarlo 51-53
   clínicas de la memoria 56-57
   cómo obtenerlo 47-68
   dar la noticia 65-68
   hablar del 65-68
   importancia 48
   Mini Examen del Estado Mental 58
   proceso 54-57
   prueba genética 61-62
   pruebas de la memoria 58-59
   pruebas de sangre 59-61
   tomografía cerebral 62-65
   ver a un médico 55-57
diazepán 181
dieta
   y estreñimiento 82
   vegetariana 44-45, 84
   ver también comer
dieta vegetariana 44-45
dificultades con el lenguaje 24
dificultad para caminar 25
dinero
   ahorros 164-165
   incompetencia financiera 160-161
   pagar costos del asilo 164-165
   y familia 129-130
direcciones de organizaciones 217

diuréticos 77
dolor de dientes 114-115
dolor en personas con enfermedad de Alzheimer 71-72
donación de órganos 198
donepezil 86, 174-178, 195-196, 210
dormir 87-89, 178-179
dormir, pastillas 88, 178-179
dulces 82

edad
   y demencias 32
   y enfermedad de Alzheimer 17, 18-19
efectos secundarios 203-210
ejercicio 46-48
electricidad y seguridad personal 103
empastes dentales 21
empleo, pérdida 162
encefalopatía espongiforme bovina 42-43
enemas 83, 180, 210
enfermedad de Alzheimer
   avance 14, 23-25, 26-27
   causas 18-22
   definición 13-16, 210
   diagnóstico 47-68
   frecuencia 16-17
   Investigación 191-205
   nuevos tratamientos para 168-169, 174-175
   perspectivas 26-27
   precauciones contra 22
   retardarla 169-170
   síntomas 22-26
   tratamiento 167-189
   tratamiento con medicamentos 173-178
   tratamientos psicológicos 187-188
   y cirugía 185-186
   y otras demencias 14-15, 29-45
enfermedad de Creutzfeld Jakob y carne de res 42-43
enfermedad de cuerpos de Lewy 32, 41-42, 210
enfermedad de Huntington 32-33, 211
   ¿qué es? 39-40
enfermedad de Parkinson 48, 211
   y demencia 32, 40-41
enfermedad de Pick 32-33, 211
   perspectivas 38
   ¿Qué es? 37-39
enfermeras 141
enojo
   en cuidadores 109-110, 127-129
   en pacientes 117-119
epidemiología 211
Escala Wechsler de Inteligencia de Adultos 59
especialistas, visitar 55-56, 172-173
esperanza de vida 14-15
espiritual, curación 189
"estímulos para la memoria" 44-45

estremecimientos 41
 y enfermedad de cuerpos de Lewy 41
 y enfermedad de Parkinson 41
estreñimiento 76-77, 82-83, 180

factor de crecimiento de los nervios 20, 196
falta de reconocimiento 25, 112-113
familias
 contribución para apoyar 129-130
 y enfermedad de Huntington 39
 y riesgo de enfermedad de Alzheimer 17-18
 y riesgo de enfermedad de Pick 38
familias y amigos *ver* cuidadores
fibra, de la dieta 82
fibra en la dieta 82
fisioterapeuta 211
frecuencia de la demencia 32-33
frecuencia de la enfermedad de Alzheimer 16-17
fumar
 y demencia 33-34, 170
 y seguridad personal 103-104
funda a prueba de agua 77
funda para colchón 77
Fybogel 83, 180

galantamina 195-196
gas y seguridad personal 102-103, 139-140

genes
 definición 211
 y enfermedad de Alzheimer 15, 17-19, 61-62, 203-204
 y enfermedad de Huntington 39
 y otras demencias 33
genética, asesoría 61
 y enfermedad de Huntington 39
genética, investigación 203-204
genética, prueba 61-62
geriatra 211
Gingko biloba 196
glándula tiroides 48, 215
 y demencia 44, 168
gritar 187-188
grupo de apoyo 212
grupo de autoayuda 27, 212

hablar *ver* discurso
"hablar de historia" 54
hacer testamento 158-160
hidrocefalia con presión normal 32, 43-44, 185
hidrocéfalo con presión normal 32, 43-44, 185
higiene personal 25, 73-80
hipotiroidismo 44
hogar
 peligros 102-105
 ayuda 140-141
 vivir en 102-103
 cuidados de enfermería en 142-143
homeopatía 189, 212

homosexuales, cuidadores 125
hormonas, deficiencias y demencia 44
hospicios 146-147
hospitales
    dar de baja 146
    y cuidado de la demencia 164

iglesia 135
incapacidad de cuidadores 138
incapacidad mental 212
incompetencia financiera 160-161
incontinencia 25, 30, 76-79, 212
infartos 36
    ver también apoplejía
infecciones por hongos 78
infecciones y demencia 35
inhibidores de la colinesterasa 175, 212
    ver también medicamentos con anticolinesterasa
inquietud 114-117
interruptor eléctrico 103
interruptores de tiempo 103
invasión de la privacidad 76
investigación 191-205
    apreciación general 191-195
    ayuda 197-199
    fondos 193-194
    genética 203-204
    nuevos medicamentos 195-196
    para ayudar a cuidadores 204-205
    tratamientos experimentales 195-197

jóvenes y conducta difícil 121

lactulosa 83, 180
llaves 111
lavarse *ver* higiene personal
laxantes 83, 212
lóbulo occipital 37
lóbulo parietal 37
lóbulo temporal 37
lóbulos del cerebro 37
    y enfermedad de Pick 38
lóbulos frontales 37, 212
luces brillantes 204
lugar, sentido del 24, 30

malas palabras 119
maldecir 119
maltrato en asilos 153-154
marañas de proteínas 15, 21
masajes 189
mascotas 98-99
masticar 84-85
medicamento genérico 212
medicamentos
    anticolinérgicos 41, 212
    antocolinesterasa 50, 86, 169-170, 173-178, 212
    antidepresivos 184
    antipsicóticos 181-182, 212
    calmantes 173-174, 178-183
    designación 176
    diferentes nombres 176
    donepezil 86, 168-169, 210
    efectos secundarios 202-203, 210
    investigación 191-192

neurolépticos 42, 181-182, 213
para tratar síntomas 178-185
pruebas 199-203
sedantes 172, 178, 213
tratamiento con 167-169, 173-178
ver también pastillas
medicamentos neurolépticos 181-182, 213
y enfermedad de cuerpos de Lewy 42
medicina alterna 189
medicina complementaria 188-189, 213
médico consultor 213
médicos
cómo tratarlos 171-172
Médicos generales
cambiarlo 53, 139
ver también médicos generales; especialistas
y diagnóstico de enfermedad de Alzheimer 51-52, 55-56, 67
y enviar un paciente a un asilo 138-139
y ver a un especialista 172-173
medio ambiente y enfermedad de Alzheimer 19
meningioma 43
mercurio 21
y demencia 34
metrifonato 196

Mini Examen del Estado Mental 58
modales en la mesa 83-84
mojar la cama 77
mudarse a un asilo 151-152
muerte, causas 14-15
multidisciplinario 213
música 188, 204

necesidad religiosa 135
necesidades espirituales 135
nietos *ver* niños
niños
y conducta difícil 121
y diagnóstico de enfermedad de Alzheimer 67-68
neurólogo 213
neurona 213
neuronas colinérgicas 173
neurotransmisores 19, 175-176, 213

olvido *ver* pérdida de la memoria
operaciones
y demencia 35
y enfermedad de Alzheimer 185-186
operaciones de reemplazo de cadera 185-186
orientación de la realidad 187, 214
organizaciones voluntarias 213
ver también beneficencia

paseos 97, 105-106
pastillas para dormir 87-88

pensiones
  cobro 160
  e ir al hospital 164
  y finanzas mancomunadas 164-165
  y honorarios de asilos de cuidados prolongados 165
perder cosas 111-112
perderse 25, 105-107
pérdida de la memoria 15-16, 22, 24, 26, 29, 36, 95-96
  cómo hacerle frente 94-95
  perspectivas 26-27
  y definición de demencia 29-30
  y demencia vascular 36-37
  y diagnóstico de enfermedad de Alzheimer 51-53, 67
  y enfermedad de Huntington 39
  y enfermedad de Parkinson 40
  y síndrome de Korsakoff 44
  y avance de la enfermedad de Alzheimer 24-25
pérdida de peso 81
personalidad
  y enfermedad de Alzheimer 23, 50-51
  y enfermedad de Pick 38
piel irritada 78
placas 15, 20-21, 170-171
placebos 200-202, 214
Poder notarial permanente 49, 158-161, 214
policía y vagar 106-107

postmórtem
  y enfermedad de Alzheimer 15
  y enfermedad de Pick 38
precauciones para la enfermedad de Alzheimer 22
pregunta repetitiva 110-111
prematuro, retiro 163
preocupación *ver* tensión y preocupación
presión de la sangre y demencia vascular 36, 170-171
priones 43
privacidad en asilos 153
problemas del habla
  y enfermedad de Alzheimer 25
  y enfermedad de Pick 38
propiedad y pago de honorarios por cuidado en el hogar 165
próstata, agrandamiento 76
protecciones legales 158-160
proteína precursora amiloidea (APP) 20
proteína precursora amiloidea presenil 20
prueba clínica 214
Prueba Cognitiva de Cambridge 59
pruebas de sangre 59-61
pruebas doble ciego 201, 214
pruebas para la memoria 58-59
pruebas, rápidas 54-55
PS_1 y PS_2 20
psicogeriatra 214
psicólogos 58-59, 214

psicoterapia 184, 214
psiquiatra 215

radionucleidos 65
reconocimiento, pérdida 25-26, 112-113
recuerdos 97
Regulan 83, 180
repetitiva, pregunta 110-111
"reserva cerebral" 170
retiro prematuro 163
rivastigmina 86, 174-178
robo 112
ropa *ver* vestirse

scrapie 43
sedantes 172, 178, 213
seguir a todas partes 25, 128-129
seguridad en el baño 74-75
seguridad personal 101-108
    peligros en el hogar 102-105
    conducir 107-108
    electricidad 103
    caídas 104-105
    gas 102-103
    vivir solo 101-102
    fumar 103-104
    perderse 105-107
seguros y vacaciones 100
sentimientos asesinos 126-127
sentimientos sexuales 130
servicios sociales 134
    definición 215
    ver también cuidados de la comunidad

siestas 87-88
SIDA
    y ayuda de cuidadores 125
    y demencia 40
    y pruebas de sangre 60-61
sífilis 32, 60
sindicatos 162
síndrome de Down 17, 20
síndrome de Korsakoff 33, 44-45
síntomas 14, 22-26
    lóbulo frontal 38
    tres etapas 23-25
síntomas del lóbulo frontal 38
Snoezelen 188, 215
Sociedad para la Enfermedad de Alzheimer 194
    direcciones 217
    e información 133-134
    folletos para jóvenes 67-68
    y apoyo emocional 124-125
    y ayuda para el diagnóstico 51-52
    y cuidadores homosexuales 125
    y entrenamiento 134
suspicacia 23, 112

tabletas *ver* pastillas
tacrina 175
té
    e incontinencia 77-78
    e inquietud 115
    y dormir 88
temazepán 181
tensión, preocupación y demencia 34

terapeuta ocupacional 215
terapia de reminiscencia 187, 215
tiempo, sentido del 24, 30
tomar pastillas 86-87
tomografía PET 216
Tomografía Axial Computarizada *ver* tomografía CAT
tomografía CAT 63, 215
Tomografía Computarizada de Emisión de Fotones Individuales *ver* tomografía SPECT
tomografía CT 63, 215
tomografía por Resonancia Magnética 64
tomografía SPECT 65, 216
tomografías de cerebro 62-65, 215
trabajador social 216
trabajo *ver* empleo
tragar 84-85
   pastillas 86-87
transplante de tejido cerebral 197
tratamiento para la enfermedad de Alzheimer 167-189
   experimental 195-197
tratamientos experimentales 195-197
tratamientos psicológicos 187-188
tumores *ver* tumores cerebrales
tumores cerebrales y demencia 40, 43, 62, 168

vacaciones 99-100
vagar 25, 105-107, 128
Valium 181
valoraciones y dar de alta del hospital 146
vecinos
   con enfermedad de Alzheimer 139-140
   y conducta difícil 120-121
vegetarianismo 44-45, 84
vejiga, infecciones 76-78
vestirse 72-73
VIH
   y pruebas de sangre 60-61
   y demencia 40
violencia 118-119
visitas en asilos 154-155
vitaminas 168
vivir solo 101-102

Índice de contenido

Prefacio por el doctor Jonathan Miller 5

Reconocimientos 7

Introducción 9

1 ¿Qué es la enfermedad de Alzheimer? 13
    Introducción 13
    Definición de la enfermedad de Alzheimer 13
    ¿Quién tendrá la enfermedad de Alzheimer? . . . 16
    Causas de la enfermedad de Alzheimer 18
    Síntomas y signos 22
    Perspectivas 26

2 Otras demencias 29
    Introducción 29
    Definición de demencia 29
    ¿Quién contraerá demencia? 32
    Causas de la demencia 33
    Tipos de demencia 36

3 Diagnóstico 47
    Introducción 47
    La necesidad del diagnóstico,
    ¿por qué es importante? 48
    La búsqueda del diagnóstico 51

El proceso del diagnóstico 54
Pruebas de memoria 58
Pruebas de sangre 59
Prueba genética 61
Tomografías de cerebro 62
Cómo hablar del diagnóstico 65

4 Cuidado práctico cotidiano **69**
Introducción 69
Preguntas generales 69
Vestirse 72
Higiene personal 73
Comida y bebida 80
Tomar pastillas 86
Dormir 87

5 Comunicación y actividades **91**
Introducción 91
Mejorar la comunicación 92
Ayudas para la memoria 94
Actividades 96
Vacaciones 99

6 Seguridad personal **101**
Introducción 101
Vivir solo 101
Peligros en el hogar 102
Perderse 105
Conducir 107

7 Cómo enfrentar conductas difíciles **109**
Introducción 109
¿Es molesta a propósito? 109
Preguntas repetitivas 110
Perder las cosas 111

Falta de reconocimiento 112
   Alucinaciones 113
   Inquietud y agitación 114
   Enojo y agresión 117
   Conducta sexual 119
   Actitudes de otras personas 120

8 Emociones de los cuidadores 123
   Introducción 123
   Apoyo emocional 124
   Pérdida y desesperanza 125
   Enojo y amargura 127
   Sentimientos sexuales 130
   Culpabilidad 130

9 Encontrar ayuda 133
   Introducción 133
   Fuentes de ayuda e información 133
   Necesidades espirituales 135
   Cuidados comunitarios 135
   Servicios para las personas en su casa 140
   Cuidados de día 142
   Cuidados de respiro 143

10 Asilos residenciales geriátricos y de cuidados
   prolongados 145
   Introducción 145
   ¿Es necesario un asilo? 146
   Fuentes de información 147
   Tipos de asilos 148
   Escoger un asilo 149
   Cómo mudarse 151
   ¿Privacía o compañía? 153
   Posibilidad de maltrato 153
   Visitas 154

11 Consejos legales y financieros **157**
  Introducción 157
  Cómo conseguir asesoría 158
  Protecciones legales 158
  Incompetencia financiera 160
  Prestaciones 161
  Cómo pagar las cuotas del asilo 164

12 Tratamiento **167**
  Introducción 167
  Posibilidades de tratamiento 167
  Cómo tratar con los médicos 171
  Buscar un especialista 172
  Tratamiento con medicamentos 173
  Tratamiento de los síntomas 178
  Cirugía 185
  Tratamientos psicológicos 187
  Medicina complementaria 188

13 Investigación **191**
  Introducción 191
  Apreciación general de la investigación 191
  Tratamientos experimentales 195
  Ayudar a la investigación 197
  Pruebas de medicamentos 199
  Otras áreas de investigación 203

Glosario **207**

Direcciones útiles **217**

Índice alfabético **219**

TÍTULOS DE ESTA COLECCIÓN

Alzheimer al Alcance de Todos.
Cayton / Graham / Warner

Parkinson al Alcance de Todos.
Oxtoby / Williams

Impreso en los talleres de
OFFSET VISIONARY, S.A. DE C.V.
Hortensia 97-1 Los Angeles Iztapalapa
Tel.: 56-13-17-24 México, D.F. C.P. 09830